常见肾病
中医自我保健

主编

李顺民

人民卫生出版社

·北京·

图书在版编目（CIP）数据

常见肾病中医自我保健 / 李顺民主编 . —北京：
人民卫生出版社，2020.9
ISBN 978-7-117-30456-6

Ⅰ. ①常…　Ⅱ. ①李…　Ⅲ. ①肾病（中医）–防治
Ⅳ. ①R256.5

中国版本图书馆 CIP 数据核字（2020）第 176215 号

人卫智网	www.ipmph.com	医学教育、学术、考试、健康， 购书智慧智能综合服务平台
人卫官网	www.pmph.com	人卫官方资讯发布平台

常见肾病中医自我保健
Changjian Shenbing Zhongyi Ziwo Baojian

主　　编：李顺民
出版发行：人民卫生出版社（中继线 010-59780011）
地　　址：北京市朝阳区潘家园南里 19 号
邮　　编：100021
E - mail：pmph @ pmph.com
购书热线：010-59787592　010-59787584　010-65264830
印　　刷：三河市潮河印业有限公司
经　　销：新华书店
开　　本：889×1194　1/32　印张：6.5
字　　数：115 千字
版　　次：2020 年 9 月第 1 版
印　　次：2020 年 10 月第 1 次印刷
标准书号：ISBN 978-7-117-30456-6
定　　价：35.00 元
打击盗版举报电话：010-59787491　E-mail：WQ @ pmph.com
质量问题联系电话：010-59787234　E-mail：zhiliang @ pmph.com

编委会名单

编写说明

中国成人慢性肾脏病患病率为 10.8%，总数高达 1.2 亿，但明确诊断的只占 12.5%。最新数据显示，未来 10 年内，肾脏病增长率将超过 17%。

成人肾病通常起源于儿童时期，或继发于糖尿病、高血压、痛风、药物损害等原发因素。肾病的症状通常不典型，容易漏诊漏治，故常称慢性肾脏病为"隐形杀手"。只有重视儿童时期和继发肾脏病的防治，才能够总体上降低肾脏病发病率。

肾脏病征兆很少，这是因为我们的肾脏有强大的潜在代偿能力，哪怕肾功能已经丧失 50%，总体肾功能仍可维持在正常范围，让患者自我感觉正常。

尿毒症的发生发展是一个较长的逐渐加重的慢性过程，这个过程大多十分隐秘，但还是会有不少"蛛丝马迹"，只要我们给肾脏多一份爱，肾病就能做到早防、早检、早治。肾病的早期征兆有哪些呢？一是不要把困倦当做慢性疲劳综合征；二是不要把早期尿毒症病人食欲不振，当成胃病治疗；三是不要把血尿、蛋白尿不当回事，因为尿液检查是肾病诊疗的窗口和镜子。

肾病应怎样早期预防呢？一是慢性病长期血尿

者,要注意药物对肾脏造成的慢性损害;二是要注意反复感冒咽喉疼痛引发慢性肾病;三是要注意糖尿病、高血压等引发肾病;四是要改变不良生活方式,如吃得咸,过多摄入高蛋白饮食等,往往加重肾脏负担。

肾是先天之本和生命之本,怎样才能固本强肾?怎样才能不得肾病、少得肾病? 我们组织相关的肾病专家和临床一线医生精心编写了《常见肾病中医自我保健》一书,让大家正确掌握肾病防治知识,呵护好自己的肾脏。

该书尽可能全面地介绍了大家最想了解的中医、西医有关肾的常识和问题,普及肾病相关知识,提高肾病知晓率和防治率。

该书是家中必备的肾脏知识小百科。

李顺民

目录

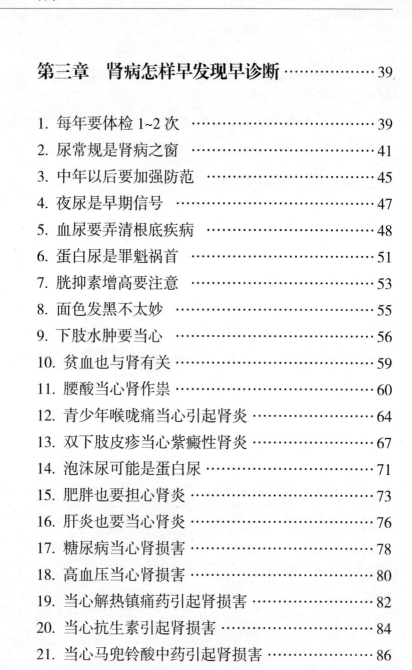

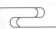

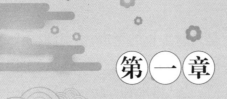

第一章

你了解肾脏吗

1. 肾脏是人体的污水处理厂

肾脏类似污水处理厂，相当于我们身体的"净水机"。我们的肾脏每天过滤和清洁约200L血液，把对我们人体有用的成分留在血液中，把代谢废物排出体外。同时，肾脏也是忙碌的"工厂"，生产众多与人体内分泌、代谢有关的激素，这些激素能帮助调节血压、维持骨骼功能、促进红细胞生成等。

肾脏由肾小球和肾小管组成。其中肾小球相当于"净水机"的"过滤器"部分，通过它的滤过作用，可以将人体内产生的肌酐、尿素氮、尿酸等代谢废物以尿液的形式排出体外。而肾小管则是污水的"二次处理器"，原尿中99%的水、全部葡萄糖、氨基酸、部分电解质、部分尿素在肾小管内被重吸收，人体代谢产生的肌酐等代谢废物则完全不被重吸收。

肾脏的滤过和净化功能的实现离不开两个得力"小助手"——输尿管与膀胱。输尿管左右各一条，上接肾盂,下连膀胱,是一对细长的管道,呈扁圆柱状,管径平均为 5~7mm;成人输尿管全长 25~35cm,连接膀胱,为其输送尿液,是一条"排水管"。膀胱则是一个"污水库",主要由平滑肌组成的囊状结构,位于盆腔内,与尿道相通,接受输尿管输送过来的尿液并负责储存尿液。膀胱与尿道的交界处有由平滑肌组成的括约肌,控制着尿液的排出。

2. 肾脏的生理结构

了解肾脏的生理结构,有利于部分肾脏疾病的自我预判。正如哲学家们所说:"世界上不存在两片相同的叶子。"也许肾脏亦是如此。肾脏的外形如蚕豆,新鲜肾呈红褐色,质柔软,表面光滑。肾脏的大小因人而异,不尽相同,一般男性的肾脏略大于女性。每个肾脏长 9~12cm、宽 5~6cm、厚 3~4cm。成人肾脏重量一般为 120~150g。两个肾脏的形态、大小和重量都大致相同,左肾较右肾略大。随着年龄的增加,特别到老年阶段,肾脏的重量会有所减轻。

肾脏(kidney)位于我们脊柱的两侧,在横膈之下,属腹膜后脏器。它在腹腔内并不孤单,在其前面有腹腔内肠管,后面有腰部肌肉。肾脏的长度相当于四个椎体的总高度(10~12cm),左肾上端平第 11 胸椎下缘,下端平第 2 腰椎下缘,左侧第 12 肋斜过左肾后面的中部。右肾比左肾略低半个椎体高度(约1~2cm),右侧第12肋斜过右肾后面的上部。左肾门对应第1腰椎横突,右肾门对应第2腰椎横突。肾脏在体内的位置并不是固定不变的,它的高度会随体位和呼吸而变动,比如站立位比卧位低2.5cm,呼吸时随膈的升降而上下移动,正常肾脏上下移动范围均在1~2cm以内。

肾脏的正面体表投影可在体表形成正面投影:双肾均位于上腹部,左肾上极平剑突尖部,下极平第10肋下最低点,而右肾下极稍低于肋下平面,伸入中腹部。

肾的上下极分别距离人体正中线2.5cm和5.5cm,瘦弱的人腹肌松弛,用力吸气时,医生可用腰腹双合诊法触得右肾下极,左肾则不易摸到。临床上将竖脊肌外侧缘与第12肋之间的部位,称为肾区(脊肋角),当肾有病变时,触压或叩击该区,常有压痛或震痛。肾脏的外形如蚕豆,新鲜肾呈红褐色,质柔软,表面光滑。

肾脏作为一个三维立体脏器,可分为内、外侧两缘,前、后两面和上、下两端。肾的外侧缘隆凸,内侧缘中部凹陷,这个凹陷部称为肾门,这扇"门"是肾盂、血管、神经、淋巴管出入的必经之路。这些出入肾门的结构,被结缔组织包裹,合称肾蒂。由肾门凹向肾内,有一个较大的腔,称肾窦。肾窦由肾实质围成,窦内含有肾动脉、肾静脉、淋巴管、肾小盏、肾大盏、神经、肾盂和脂肪组织等。肾外缘为凸面,内缘为凹面,凹面中部为肾门,所有血管、神经及淋巴管均由此进入肾脏,肾盂则由此走出肾外。肾静脉在前,动脉居中,肾盂在后;若以上下论则肾动脉在上,静脉在下。

3. 肾脏的组织结构

肾脏的表面结构:肾脏的表面包有三层被膜,相当于在身上穿了三件衣服,由内向外依次为纤维囊、脂肪囊和肾筋膜。①纤维囊(内衣)贴在肾表面,薄而坚韧,由致密结缔组织和少量弹力纤维构成。在正常状态下,容易与肾实质剥离。②脂肪囊(打底衫)位于纤维囊的外面,围绕在肾脏周围,呈囊状的脂肪层,包裹肾脏和肾上腺,对肾脏起弹性保护作用。③肾筋膜(外套)包于肾脂肪囊外面,由腹膜外组织发育而来,分前、后两层。在肾上腺的上缘和肾的外侧缘处,前、后两层互相愈合,形成一个向内下方开放的囊,其间有输尿管通过。肾筋膜前层延至腹主动脉和下腔静脉的前面,与大血管周围的结缔组织及对侧肾筋膜前层相续连;后层与腰大肌筋膜相融合。自肾筋膜发出许多结缔组织小束,穿过脂肪囊,与肾纤维囊紧密相连,是固定肾的主要结构。此外,肾脂肪囊、肾血管、肾的邻近器官、腹膜和腹内压等,对肾也有固定作用。当肾的固定装置不健全时,肾可向下移位,造成肾下垂或游走肾。

肾脏的分层结构:肾脏内部结构分为肾实质和肾盂两部分。肾实质分两层:外层厚约 1cm,呈红褐色,内有许多细小红色点状颗粒,该层称作肾皮质,红色颗粒是肾小球,肾皮质由肾小球和肾小管构成,部分皮质伸展至髓质锥体间,称为肾柱;内层厚约 2.5cm,呈淡红色,内有许多细小条纹,该层称作肾髓质,细小条纹是肾小管,肾髓质由 10~20 个锥体构成,肾锥体在切面上呈三角形,锥体底部向肾凸面,尖端向肾门,锥体主要组织是集合管,锥体尖端称肾乳头,每一个乳头有 10~20 个乳头管,向肾小盏漏斗部开口,尿液由此流出。从肾锥体底呈辐射状伸入皮质的条纹称髓放线,位于髓放线之间的肾皮质称皮质迷路。每个髓放线及其周围的皮质迷路组成一个肾小叶,皮质迷路中央部分为小叶间,其中有小叶间动脉和静脉穿行。一个肾锥体与相连的皮质组成肾叶,但成人的肾叶分界不清,胎儿和婴儿肾表面可见肾叶轮廓。肾锥体与肾小盏相连接,肾小盏为漏斗形的膜状小管,围绕肾乳头,每个肾有 7~8 个肾小盏,相邻 2~3 个肾小盏合成一个肾大盏,每个肾有 2~3 个肾大盏,肾大盏汇合成前后扁平的漏斗状的肾盂。肾盂出肾门后逐渐缩窄变细下行,移行为输尿管(图 1)。

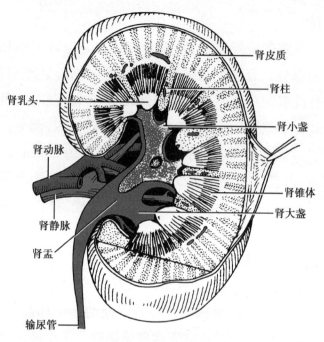

肾皮质
肾柱
肾小盏
肾乳头
肾锥体
肾动脉
肾大盏
肾静脉
肾盂
输尿管

图 1 肾的内部结构

肾脏的主要功能之一就是形成尿液,而在其中发挥重要功能的结构和功能单位就是肾单位,肾单位由肾小体和肾小管组成,每个肾脏约有 120 万个肾单位,它与集合小管系共同行使泌尿功能(图 2)。

(1)肾小体:似球形,故又称肾小球,直径约 200μm,由肾小囊和血管球组成。肾小体有两端,微动脉出入的一端称血管极,另一端在血管极的对侧,它与肾小囊与近端小管相连接,称之为尿极(图 3)。

1)**血管球**,是包在肾小囊中的一团弯曲的毛细血管。一条入球微动脉从血管极处突入肾小囊内,分成

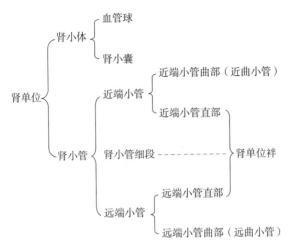

图2　肾单位的组成

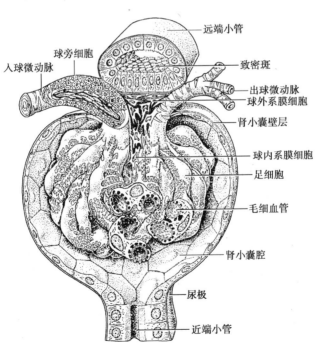

图3　肾小体结构模式图

4~5 支，每支再分支形成网状毛细血管祥，每个血管祥之间有血管系膜支持，毛细血管继而又汇成一条出球微动脉，从血管极离开肾小囊。由于入球微动脉管径较出球微动脉粗，故血管球内的血压较一般毛细血管的高，当血液流经血管球时大量水和小分子物质易于滤出管壁而入肾小囊内，从而实现肾小体的滤过功能。血管球毛细血管基膜较厚（成人的基膜厚约 330nm），电镜下可见基膜分三层，中层较厚而致密，内、外层较薄而稀疏。基膜内主要含有Ⅳ型胶原蛋白、蛋白多糖和层粘连蛋白，形成以Ⅳ型胶原蛋白为骨架的分子筛，骨架上附有的糖胺多糖是以带负电荷的硫酸肝素为主，故基膜对滤液中的大分子物质有选择性通透作用。**血管系膜**，又称球内系膜，位于血管球的毛细血管之间，主要由系膜细胞和系膜基质组成。**系膜细胞**，形态不规则，细胞突起可伸至内皮与基膜之间，或经内皮细胞之间伸入毛细血管腔内，细胞核较小，染色较深，胞质内有较发达的粗面内质网、高尔基复合体、溶酶体和吞噬泡等，有时还可见有少量分泌颗粒；胞体和突起内有微管、微丝和中间丝。正常情况下，系膜细胞更新缓慢，但在病理情况下（如肾炎时），细胞增生活跃，吞噬和清除作用也增强。**系膜基质**填充在系膜细胞之间，在血管球内起支持和通透作用。血管系膜内还存在着少量巨噬细胞。

2）**肾小囊**（renal capsule）又称 Bowman 囊，是肾

小管起始部膨大凹陷而成的双层囊,似杯状,囊内有血管球。肾小囊的外层(或称肾小囊壁层)为单层扁平上皮,在肾小体的尿极处与近端小管上皮相连续,在血管极处反折为肾小囊的内层(或称肾小囊脏层),两层上皮之间的狭窄腔隙称肾小囊腔,与近曲小管腔相通。

内层细胞形态特殊,有许多大小不等的突起,称为**足细胞**。足细胞体积较大,胞体凸向肾小囊腔,核染色较浅,胞质内有丰富的细胞器。

肾小球类似一个血液过滤器,相当于"净水机"的"过滤器"部分,其中肾小球毛细血管壁构成过滤膜,从内到外有三层结构:①内层为内皮细胞层,为附着在肾小球基底膜内的扁平细胞,上有无数孔径不等的小孔,小孔有一层极薄的隔膜;②中层为肾小球基膜,电镜下从内到外分为三层,即内疏松层、致密层及外疏松层,为控制滤过分子大小的主要部分;③外层为上皮细胞层,上皮细胞又称足细胞,其不规则突起称足突,其间有许多狭小间隙。当血液流经血管球毛细血管时,管内血压较高,血浆内部分物质经滤过膜,或称滤过屏障,滤液入肾小球囊。

在正常情况下,血液中绝大部分蛋白质不能滤过而保留于血液中,仅小分子物质如尿素、葡萄糖、电解质及某些小分子蛋白能滤过。滤入肾小囊腔的滤液称原尿,原尿除不含大分子的蛋白质外,其成分与血浆相似,滤过膜的三层结构分别对血浆成分具有选择性通透作用。

一般情况下,分子量70kDa以下的物质可通过滤过膜,如葡萄糖、多肽、尿素、电解质和水等;而大分子物质则不能通过或被选择性通透,这取决于被通透物质的大小、电荷性质和分子形状等因素。如分子量为69kDa的白蛋白可少量滤过,而分子量在150~200kDa的免疫球蛋白阻滞在基膜内而不能通过。

毛细血管内皮表面和足细胞表面均含有带负电荷的唾液酸糖蛋白,基膜内还有带负电荷的硫酸肝素。这些负电荷的成分可排斥血浆内带负电荷的物质通过滤过膜,这对防止血浆蛋白质滤出具有重要的生理意义。一些肾病患者的肾滤过膜内这些带负电荷糖蛋白的丧失,可能是导致蛋白尿的原因之一。

另外,被通透物质的分子形状也可影响它的通透性,如椭圆形的蛋白分子比球形的蛋白分子易通过滤过膜,可能因前者以其较小的半径通过滤过膜孔隙。

在成人,一昼夜两肾可形成原尿约180L(每分钟125ml)(若不考虑密度的话,约相当于180瓶1L装的可口可乐)。若滤过膜受损害,则血浆大分子蛋白质甚至血细胞均可通过滤过膜漏出,出现蛋白尿或血尿。当系膜细胞清除了基膜内沉积物,内皮细胞和足细胞再建新的基膜后,滤过膜功能又可恢复。

(2)肾小管:是由单层上皮细胞围成的小管,上皮外方为基膜及少量结缔组织。肾小管分为近端小管、细段和远端小管三部分，近端小管与肾小囊相连，远端小管连接集合小管。肾小管有重吸收原尿中的某些成分和排泌等作用。①近端小管，是肾小管中最长最粗的一段，管径50~60μm，长约14mm，约占肾小管总长的一半。近端小管是原尿重吸收的主要场所，原尿中几乎全部葡萄糖、氨基酸和蛋白质以及大部分水、离子和尿素等均在此处重吸收。此外，近端小管还向腔内分泌氢离子、氨、肌酐和马尿酸等物质，转运和排出血液中的酚红和青霉素等药物，临床上可利用马尿酸或酚红排泄试验，来检测近端小管的功能状态。②细段，位于髓放线和肾锥体内。浅表肾单位的细段较短，主要位于髓袢降支，髓旁肾单位细段较长，降支返折上行，又参与构成升支。细段管径细，直径为10~15μm，管壁为单层扁平上皮，细胞含核部分突向管腔，而且因为细段上皮非常薄，故有利于水和离子通透。③远端小管，包括远端小管直部和曲部。远端小管管腔较大而规则，管壁上皮细胞呈立方形，细胞体积较小，着色浅，细胞分界较清楚，核位于中央，游离面无刷状缘，基部纵纹较明显。远端小管直部经锥体和髓放线上行至皮质，是髓袢升支的重要组成部分。其中远端小管曲部，简称远曲小管位于皮质内，直径35~45μm，长4.6~5.2mm，其超微结构与直部相似，但质膜内褶和线粒体不如直部发达。远曲小管是离子交换的重要部位,细胞有吸收水、Na^+ 和排出 K^+、H^+、NH_3 等作用,对维持体液的酸碱平衡起重要作用。肾上腺皮质分泌的醛固酮能促进此段重吸收 Na^+,排出 K^+,垂体后叶抗利尿激素能促进此段对水的重吸收,使尿液浓缩,尿量减少。

（3）集合小管系:全长为 20~38mm,可分为弓形集合小管、皮质集合小管和髓质集合小管三段。集合小管能进一步重吸收水和交换离子,进一步浓缩原尿,也受醛固酮和抗利尿激素的调节。

综上所述,肾小体形成的滤液,经过肾小管和集合小管后,原尿中绝大部分水、营养物质和无机盐等又被重吸收进入血液,部分离子也在此进行交换;小管上皮细胞还分泌排出机体部分代谢产物。滤液经远曲小管和集合小管时又进一步浓缩,最终形成终尿,经肾乳头管排入肾小盏,每天 1~2L,仅占肾小体滤液的 1% 左右。因此,肾脏在泌尿过程中不仅排出了机体的代谢产物,而且对维持机体水盐平衡和内环境的稳定起重要作用。

（4）球旁复合体:也称肾小球旁器,由球旁细胞、致密斑和球外系膜细胞组成。它位于肾小体的血管极处,大致呈三角形,致密斑为三角形的底,入球微动脉和出球微动脉分别形成三角形的两个侧边,球外系膜细胞则位三角区的中心。①球旁细胞:入球微动脉行至近肾小体血管极处,其血管壁中膜的平滑肌细胞转变为上皮样细胞,称为球旁细胞。球旁细胞主要分布在入球微动脉壁中,但也可出现于出球微动脉壁内,尤其在肾素生成增强时,细胞内颗粒也明显增多,球旁细胞数量增多,甚至可出现在小叶间动脉等处。近年研究发现,体内其他脏器和组织亦能产生肾素。②致密斑:远端小管直部靠近肾小体侧的上皮细胞增高,变窄,形成一个椭圆形斑,称致密斑。致密斑是一种离子感受器,能敏锐地感受远端小管内滤液的 Na^+ 浓度变化。当滤液内 Na^+ 浓度降低时,致密斑细胞将"信息"传递给球旁细胞和球外系膜细胞,促进球旁细胞分泌肾素,增强远端小管保 Na^+ 排 K^+ 作用。③球外系膜细胞:球外系膜细胞又称极垫细胞。是位于血管极三角区内的一群细胞,细胞形态结构与球内系膜细胞相似,并与球内系膜相延续。球外系膜细胞与球旁细胞、球内系膜细胞之间有缝隙连接,因此认为它在球旁复合体功能活动中可能起"信息"传递作用。

(5)肾脏的间质:肾脏的间质区是指肾脏血管和肾小管间的区域,为疏松的结缔组织构成,细胞之间的基质含量很丰富。皮质中结缔组织含量较少,主要是一些网状纤维和胶原纤维交织分布于各种实质成分之间。间质细胞以成纤维细胞为主,其次为巨噬细胞。由髓质外带到肾乳头,结缔组织数量逐渐增加,而以肾乳头处最多。肾乳头处集合小管、直血管之间为疏松结缔组织,细胞间质含量丰富,有利于渗透扩散,肾血管周围也有较多的网状纤维,具有支持作用。肾髓质中的细胞为间质细胞,可分泌前列腺素。

4. 肾脏的血液循环

肾动脉直接由腹主动脉分出,经肾门入肾后分为数支叶间动脉,在肾柱内上行至皮质与髓质交界处,横行分支为弓形动脉。弓形动脉分出若干小叶间动脉,呈放射状行走于皮质迷路内,直达被膜下形成毛细血管网。小叶间动脉沿途向两侧分出许多入球微动脉进入肾小体,形成血管球。再汇合成出球微动脉。浅表肾单位的出球微动脉离开肾小体后,又分支形成球后毛细血管网,分布在肾小管周围。毛细血管网依次汇合成小叶间静脉,弓形静脉和叶间静脉,它们与相应动脉伴行,最后形成肾静脉出肾。髓旁肾单位的出球微动脉不仅形成球后毛细血管网,而且还发出若干直小动脉直行进入髓质,而后在髓质的不同深度,又返折直行上升为直小静脉,构成“U”形直血管袢,类似于“U”形管,与肾单位袢伴行,故血管袢与肾单位袢的功能关系密切。肾动脉在肾实质内是分节段分布的。一个节段肾动脉分布在一定区域的肾组织,这部分肾组织称一个肾段。一般分为 5 个肾段,即上段、上前段、下前段、下段和后段。

肾血液循环与肾的泌尿功能密切相关,其特点是:①肾动脉直接起于腹主动脉,短而粗,血流量大,约占心输出量(心输出量指每分钟一侧心室射出的血液总量,又称每分输出量)的1/4,即每4~5min人体内的血液全部流经肾内而被滤过。正常成人安静时每分钟约有1 200ml血液流过两侧肾。肾脏组织血流分布是不均匀的,皮质血供丰富,占94%左右,髓质血供少,且越向内髓血供越少,这与肾主要是由皮质完成滤过功能有关。肾血流量在动脉血压为80~180mmHg范围内,通过自身调节作用,基本能够维持稳定,这对保持肾小球滤过率的恒定是非常重要的。在紧急情况下,如大失血时,由于交感神经高度兴奋,肾上腺素分泌大量增加,可引起入球小动脉强烈收缩,致使肾血流量显著减少。②肾小体血管球的毛细血管两端皆为微动脉,入球微动脉管径比出球微动脉粗,使血管球内血流量大,血压高,有利于滤过。出球微动脉的平滑肌收缩可主动调节血管球内的血压。③肾内血管通路中出现两次毛细血管,即血管球毛细血管和球后毛细血管网,由于血流经血管球时大量水分被滤出,因此分布在肾小管周围的球后毛细血管内血液的胶体渗透压甚高,有利于肾小管上皮细胞重吸收的物质进入血流。④髓质内直小血管袢与髓袢伴行,有利于肾小管和集合小管的重吸收和尿液浓缩。⑤肾内不同区域的血流不同,皮质血流量大,流速快,髓质血流量小,仅占肾血流量的

10%，流速亦慢。在急性肾衰竭时常由于小叶间动脉发生痉挛收缩，致使皮质浅部供血减少甚至中断，大量血液流经髓质直小血管祥短路循环，致使浅表肾单位的肾小体滤过功能严重低下，甚至缺血性坏死，患者出现少尿，甚至无尿等急性肾衰竭症状。综上所述，肾动脉是肾的滋养血管，又是肾的功能血管，口径相当粗。肾动脉在肾内形成两次毛细血管：第一次在肾小球内形成动脉性毛细血管，主要功能是滤出尿液；第二次是出球动脉在肾实质内形成毛细血管网，包绕肾小管等结构，除滋养外，还有利于重吸收作用。最后像无数条小溪流一样，汇入江河，它们则是汇合成肾静脉，从肾门出，通入下腔静脉。

5. 肾小球滤过率

肾小球滤过率是指单位时间（通常为 1min）内两肾生成滤液的量，正常成人为 125ml/min 左右。两侧肾每一昼夜从肾小球滤出的血浆总量将高达 180L（若不考虑密度的话，约相当于 180 瓶 1L 装的可口可乐），约为体重的 3 倍，表明肾小球滤过功能在肾的排泄过程中占有重要地位。肾小球滤过率与肾血浆流量的比值称为滤过分数。每分钟肾血浆流量约 660ml，滤过分数约为 19%，表明流经肾的血浆约有 1/5 经肾小球滤入囊腔生成原尿。肾小球滤过率和滤过分数是衡量肾功能的指标。肾小球滤过率与有效滤过压关系非常密切。有效滤过压是血浆从毛细血管滤过形成组织液的动力,是促进超滤的动力和对抗超滤的阻力之间的差值。动力包括肾小球毛细血管静水压和肾小囊内超滤液胶体渗透压,阻力包括肾小球毛细血管内的血浆胶体渗透压和肾小囊内的静水压。肾小球有效滤过压可用公式简单表示为:肾小球有效滤过压 =(肾小球毛细血管静水压 + 囊内液胶体渗透压)−(血浆胶体渗透压 + 肾小囊内压)。影响肾小球滤过率的因素包括:有效滤过压、肾小球血浆流量以及滤过膜通透性和滤过面积的改变。有效滤过压:组成有效滤过压的三个因素中任一因素发生变化,都能影响有效滤过压,从而改变肾小球滤过率。①肾小球毛细血管血压的改变:实验证明,动脉血压在 10.7~24.0kPa(80~180mmHg)范围内变动时,肾血流量存在自身调节能保持相对稳定,肾小球毛细血管血压无明显变化。当动脉血压下降到 10.7kPa(80mmHg)以下时(如大失血),超出了肾血流量自身调节范围,肾小球毛细血管血压将相应下降,有效滤过压降低,肾小球滤过率减少而引起少尿,当动脉血压降至 5.3~6.7kPa(40~50mmHg)时,可导致无尿。②血浆胶体渗透压的改变:人体血浆胶体渗透压在正常情况下不会出现明显波动,只有在血浆蛋白浓度降低时,才引起血浆胶体渗透压下降,从而使肾小球有效滤过压和滤过率增大,尿量增多。③肾小囊内压的改变：正常情况下肾小囊内压比较稳定，当发生尿路梗阻时，可引起患侧囊内压升高，使有效滤过压降低，滤过率减少。此外，有的药物，如某些磺胺，容易在小管液酸性环境中结晶析出，或某些疾病发生溶血过多使滤液含血红蛋白时，其药物结晶或血红蛋白均可堵塞肾小管而引起囊内压升高，导致肾小球有效滤过压和滤过率下降。④肾小球血浆流量：肾小球从入球端到出球端，血浆胶体渗透压逐渐升高，造成有效滤过压递减。血浆胶体渗透压上升的速度必然影响有效滤过压递减的速度。血浆胶体渗透压上升的速度与肾小球血浆流量密切相关，当血浆流量增多时，其胶体渗透压上升速度变慢，有效滤过压递减速度随之减慢，肾小球毛细血管生成滤液的有效长度延长，滤过率增大；相反，肾小球血浆流量减少，肾小球毛细血管生成滤液的有效长度缩短，滤过率减少。⑤滤过膜通透性和滤过面积的改变：肾小球滤过膜通透性的大小可以用它所允许通过的物质分子量大小来衡量。血浆中小分子物质很容易通过滤过膜上各种大小孔道；但大分子物质，如分子量为69kDa的血浆白蛋白则很难通过，而且还存在蛋白的选择性阻挡作用，因而它在滤液中的浓度不超过血浆浓度的0.2%；分子量超过69kDa的球蛋白、纤维蛋白原等根本不能通过滤过膜。此外，血浆中分子量为64kDa的血红蛋白，本可以滤过，但它是与珠蛋白结合成为复合物形式存在，因而也不能通过。发生大量溶血时,血中所含血红蛋白量超过与珠蛋白结合的量,这时未与珠蛋白结合的血红蛋白便可滤过由尿排出,形成血红蛋白尿。正常情况下滤过膜通透性比较稳定,只有在病理情况下才发生改变而影响尿的成分。例如肾小球炎症或缺氧时,常伴有蛋白尿。过去认为这是滤过膜通透性增大所致,近年来研究发现,此时滤过膜通透性是减小而不是增加。蛋白尿的出现是由于病变使滤过膜上带负电荷的糖蛋白减少或消失,对带负电荷白蛋白的同性电荷相斥作用减弱,使白蛋白易于滤过所致。其中蛋白尿是指 24h 内尿蛋白 ≥ 1.5g,一般情况下蛋白浓度颜色与正常尿液颜色没什么区别,但是会出现大量经久不散的泡沫。当病变引起滤过膜损坏时,红细胞也能滤出形成血尿。而血尿的主要表现是尿颜色的改变,除显微镜下血尿颜色正常外,肉眼观看血尿则会根据出血量多少而呈不同颜色,其中尿呈淡红色,提示每升尿含血量超过 1ml,当出血严重时可呈血液状。尿肾小球滤过膜总面积约 $1.5 \sim 2m^2$。人在正常情况下,全部肾小球都处于活动状态,因而滤过面积保持稳定。病理情况下,如急性肾小球肾炎,肾小球毛细血管内皮增生、肿胀,基膜也肿胀加厚,引起毛细血管腔狭窄甚至完全闭塞,致使有效滤过面积减小,滤过率降低,出现少尿甚至无尿。

6. 肾小管重吸收

肾小管重吸收是人体尿液生成过程中的第二个过程,也就是相当于人体代谢废物循环利用的一个过程。人体代谢废物由血液运输到肾脏,当血液流经肾小球时,除血细胞和大分子蛋白质等外,血浆中的一部分水、无机盐、葡萄糖、维生素和尿素等经由肾小球滤过到肾小囊腔中,形成原尿。原尿流经肾小管时,被进一步地吸收,称为重吸收。重吸收的对象是原尿中全部的葡萄糖,大部分的水和大部分的氨基酸、维生素和部分无机盐等,这些物质会被重新吸收到毛细血管中。无机盐中 67% 的 Na^+ 和一定数量的 Cl^- 被主动转运出去,99% 的水会被重吸收,原尿中仅有 1% 的水会成为尿液。重吸收作用能够实现对水、渗透压、电解质和酸碱平衡的调节,维持内环境的稳定。

肾小管重吸收部位包括近端小管、髓袢、远端小管和集合管,各段的重吸收功能是不同的。①近端小管:肾小球滤过流经近端小管后,滤过液中 67% Na^+、Cl^-、K^+ 和水被重吸收,85% 的 HCO_3^- 也被重吸收,葡萄糖、氨基酸全部被重吸收,H^+ 则分泌到肾小管中。②髓袢:小管液流经髓袢的过程中,滤液中的 20% 的 NaCl 在这里被重吸收。髓袢各段对 NaCl 的重吸收的情况比较复杂。③远端小管和集合管对 NaCl 和水的重吸收占滤液中总量的 12%,可根据机体的水、盐平衡状况进行调节,水的重吸收占水重吸收量的 20%~30%,主要受抗利尿激素调节,而 Na^+ 和 K^+ 的转运主要受醛固酮调节,属调节吸收,其余肾小管各段对 Na^+ 和水的重吸收,同机体是否缺水,Na^+ 的不足和过剩无直接关系,属必然重吸收。

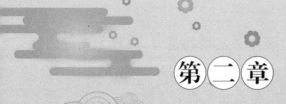

第二章

中医把肾看成一个人体功能概念

1. 中医讲肾不全是解剖概念

正常人一般都有两个肾脏,这里所指的"肾脏"属于解剖学的概念,也就是西医学所说的肾。而平时老百姓常说的"肾虚",是中医的认识,而非西医学所说的"肾脏"。中医对于脏腑的描述更多的是功能层面的认识:比如肾能"藏精,主生长发育生殖与脏腑气化""主水""主纳气"等。而这些功能出现问题就归为中医"肾"的问题。值得注意的是,古往今来,中医描述时常用"肾"这个字眼,很少用"肾脏",这样从字面上也助于与西医学的"肾脏"区分开来。

中医对肾的认识,内涵比西医学解剖的"肾脏"更为广泛。它认为肾在人体是一个极其重要而又包涵多种功能的脏器。

中医认为,肾为先天之本,寓元阴元阳:先天之本是指人立身之本,"人始生,先成精",这句话的意思是人生命的源泉来自父母传承给我们的生命之精,而在中医认识里面,贮藏生命之精的是肾,故肾为先天之本。元阴是指阴精,即我们生命的源泉,元阳是指元气,是我们生命的动力,有了元气我们才能蓬勃生长。元阴元阳在人的生命活动中——从孕育成形到发育壮大过程中起着决定性作用。肾的重要性直接体现在肾精、肾气的盛衰对生命活动的影响。

(1)肾精、肾气关系到人的生长发育,乃至衰老的全过程,也关系着人的生殖能力。我们每个人呈现出生、长、壮、老、已不同生理状态。从幼年开始,肾精逐渐充盛,肾气也逐渐生长。到了青壮年,肾精进一步充盛,乃至达到极点,肾气强盛,身体壮实,筋骨强健。而到老年,肾精衰退,肾气虚衰,形体也逐渐衰老,全身筋骨运动不灵活,齿摇发脱,呈现出老态龙钟之象。

(2)肾精、肾气影响着机体的生长发育。在中医看来,肾主骨,生髓通脑,其华在发,其意思是指,肾精、肾气能促进骨骼的发展,一个人肾精充足,肾气旺盛,就能拥有正常的健康的体魄。反之,则可能身形矮小瘦弱。肾精、肾气也和大脑的活动息息相关。老人容易健忘的很大原因,就在于年老体弱,肾精走向衰退,肾气慢慢虚弱,大脑没有得到来自肾精、肾气足够的营养支持。肾精、肾气也影响着毛发的生长,一个人如果肾精充沛,则头发柔顺有光泽,如果肾精不足,则有可能出现掉发、头发枯燥等问题。

(3)肾精、肾气调节水液的代谢。这里的水液代谢主要体现在尿液的生成和排泄上。如果肾精、肾气充盈不足，或者作用障碍，就可能会出现小便不利，尿少或者夜尿频繁。老人的肾精、肾气随着年纪的增长逐渐走向衰退，因此调节尿液的能力逐渐下降，所以有的老人就会出现夜尿频繁的情况，影响了生活。

结合上述认识，我们发现中医"肾"的功能实际上涵盖了西医学所指的肾脏、肾上腺、生殖腺、脑垂体等多个脏器的功能。

那么中医的肾是不是只从功能层面去讲而没有解剖的概念呢，其实不然。中医四大经典之一《黄帝内经》记载了不少与现代解剖相关的知识，指出了脾、胃等实体器官的位置，更指出了它们的大小、直径、长度。但是中医对于心、肝、脾、肺、肾等脏腑的描述更多的是从其功能去诠释。因此，如果在临床上有肾病科的中医生说，某某患者肾功能不全，这一般都是从解剖概念来阐释的，是肾脏本身真的出现了病变，导致了肾脏的功能下降，亟需合理有效的治疗。而中医说的"肾虚"不一定就是肾脏本身出现了问题。我们常在肾科看到这样的患者，一到诊室就说自己脱发、腰膝酸软、性欲减退，还结合各种电视节目比对症状，最后自我诊断"肾衰竭"，其实这是不科学的，中医本身并无"肾衰竭"一说。

2. 肾为先天之本

中医中肾为先天之本。先天是指人体受胎时的胎元，《灵枢·决气》曰："两神相搏，合而成形，常先身生，是谓精。"《灵枢·经脉》亦云："人始生，先成精，精成而脑髓生，骨为干，脉为营，筋为刚，肉为墙，皮肤坚而毛发长。"由此可知，"先天"是指禀受于父母的"两神相搏"之精，是由遗传而来，为人体生命的本原。其在人体生命过程中，先身而生，是后天脏腑形成及人体生长发育的原动力。肾为先天之本，暗示着肾的功能决定了人体先天禀赋强弱、生长发育迟速、脏腑功能盛衰等。

肾为先天之本足以强调肾在人体生长发育及生殖功能中的重要作用，这种作用主要体现在以下三点：

其一，促进人体生殖功能。肾精是人体胚胎发育的原始物质，具有决定生殖能力盛衰的作用。人出生之后，肾精渐充，各脏腑组织随之生长壮大；至青春期，肾精充盛，天癸随至，性腺随之发育成熟，而见男子遗精，女子月经按时而至，性功能成熟，生殖能力旺盛；人至老年，肾精渐亏，天癸渐少，性功能与生殖能力渐减。

其二，促进人体的生长发育。肾中精气具有很强的活力，随着肾中精气的由盛转衰的变化，人体生命活动呈现出生、长、壮、老的规律性变化。

其三,抵御外邪,防止疾病。肾中精气不仅能促进人的生长发育与生殖功能,而且具有保卫机体,防止邪侵的作用。《灵枢·刺节真邪》说:"真气者,所受于天,与谷气并而充身也。"

肾为先天之本,其所藏精气主要为先天之精,同时依靠后天之水谷精微的补充。肾所藏的后天之精,是指五脏六腑之精。它源于后天及脾胃运化的水谷精微,具有营养脏腑组织的作用,所谓"肾者主水,受五脏六腑之精而藏之"。肾中先天之精与后天之精密切相关:先天之精时时激发后天之精,后天之精则不断充养先天之精,二者相辅相成,互助互用,共同构成肾中精气。

肾为先天之本的理论,对于疾病的治疗具有重要的指导意义。临床上,补肾精、益肾气之法,不仅可以治疗肾精亏虚所致小儿五软五迟、老人发脱齿摇,以及青壮年阳痿早泄、或经闭不孕等症,还可通过养生保精、补肾益气之法,增强人体的抵抗力,防止疾病的发生。近年来,在慢性气管炎的研究中发现,慢性气管炎病人最易并发肺部感染,使病情加剧;温肾药具有提高肾阳虚患者的免疫功能,调节体液免疫,防治慢性气管炎的作用。对于慢性肾病的患者,大多有肾虚的表现,在临床上,通过补肾益肾及辨证施治的治疗原则上往往能收到好的效果。

3. 肾 藏 精

精在中医理论中是一个广泛的概念集合,中医将一切作用于人体的精微有用物质均统称为精。除了人们所熟知的精子,即生殖之精。精也是构成人体各脏腑组织器官的基本物质。对于精的来源,一为先天由父母遗传获得,称为先天之精,二为后天自食物消化吸收获得,称为后天之精。

五脏皆为精所构,亦当皆有精所藏,即"五脏藏而不泄"。但中医开篇独论肾藏精,是为了强调肾在精物质上的重要调控作用,因此肾又被称为"先天之本",担当精物质生成与调控的关键角色。肾中所藏先天之精为人体生命活动的原动力,是构成胚胎发育的原始物质,具有生殖、繁衍后代的基本功能,并决定着每个人的体质、生理、发育,在一定程度上还决定着寿命的长短,并通过作用于食物消化吸收环节,影响后天之精的生成和功能发挥。先天之精和后天之精来源虽然不同,但后天之精的生成,依赖于先天之精的作用,先天之精也依赖于后天之精的补充。二者相互依存、互为补充,从而保证了肾精的充盛。所以肾精的盛衰,除了和先天条件有关外,还和后天营养是否得当有密切的关系。只有二者完善协调,才能保证生命活动得以高质量运转。

肾精的功用主要通过转化为肾气得以发挥,肾精充足,则肾气旺盛;肾精亏损,则肾气衰弱。肾精与肾气关系紧密相连,因此有时将二者合称为精气。精气是机体生命活动的根本,对机体各种生理活动均起着极为重要的作用。精气足,则精力充沛,不易疲倦,精气虚,则萎靡不振,疲乏少力。人们常说的"气色""精神",其实就是精气功能状态的外在表现。从中医理论的阴阳属性来分,精是有形的物质,看得见摸得着,属阴;气的物质归属难以划分,多为功能的外在表现,属阳。所以也称肾精为肾阴,肾气为肾阳,因其独特地位又被称为真阴和真阳。肾阴是一身各类液体生成的本源,对机体各脏腑组织器官起着滋润、濡养作用。肾阳是一身阳气生发的重要源头,它对机体各脏腑组织器官起着温煦和推动作用。所以肾阴肾阳是各脏腑阴阳的根本。历代医家基于此,在滋阴补阳遣药组方时常常兼顾肾阴肾阳的培补。

需要注意的是,肾精与肾气并非单一方向的生成关系,肾气的充盛与否和功能状态亦可反作用影响到肾精的方方面面,二者相互作用,互为因果。如肾气亏虚,可导致精物质的无故流失,出现遗精、早泄等疾病,中医称为肾失封藏。若肾气的激发作用减弱,推动功能减退亦可导致精物质输布障碍,引发各类瘀肿病变,如精子活动度低、机体新陈代谢减弱。

4. 肾主水液

在中医理论中,肾与水的关系十分密切,"肾主水液"是肾的主要功能之一。早在《黄帝内经》中就有多处描述肾主水液:《素问·上古天真论》中记载"肾者主水";《素问·逆调论》中记载"肾者水脏,主津液"。现代中医诠释"肾主水液"则认为肾有主持和调节人体水液输布、排泄功能。

肾在五行属水。肾在人体津液的生成输布和排泄中发挥着极其重要的作用。主要表现在肾中精气是机体生命活动的原动力,亦是气化作用的原动力;人体通过饮食而吸收的水谷精微都需要依靠肾中精气的蒸腾气化作用来布散全身。如果肾中精气的蒸腾气化失常,则可引起关门不利,小便代谢障碍,从而发生尿少、水肿等病理现象,如《素问·水热穴论》所谓:"肾者,胃之关也,关门不利,故聚水而从其类也。上下溢于皮肤,故为胕肿。胕肿者,聚水而生病也。"又可引起气不化水,而发生小便清长,尿量大量增多等病理现象。

中医理论还认为肾与膀胱相表里,膀胱虽然具有气化排尿的功能,但津液的代谢主要是通过肾脏的气化、助膀胱司开合的作用来实现的。《素问·灵兰秘典论》曰:"膀胱者,州都之官,津液藏焉,气化则能出矣。"说明排泄体内水液代谢废物的功能主要由膀胱来完成,然而膀胱的开合功能依赖于肾脏的气化。

现代肾脏病学也提示我们,肾脏是人体内最大的"污水厂",每天有约 200L 的血液经过肾脏过滤,而人体的肾小管又发挥了强大的重吸收作用,保证了人体"去芜存菁"的代谢功能。人每日所排出的尿液在 1~2.5L 左右,正常的尿液排泌对人体维持水、电解质平衡至关重要。因此,尿量的变化常常是临床医生最为关注的情况之一。随着现代医学发展,相关基础研究也为"肾主水液"理论提供了一些实验室依据。1988 年 Agre 等人首先从哺乳动物的红细胞膜发现了一种疏水性跨膜蛋白,1993 年这种蛋白被正式命名为水通道蛋白或水孔蛋白(aquaporin,AQP)。从此确定了细胞膜上存在转运水的特异性通道蛋白,这是水通道研究史上一个重要的里程碑。以后又陆续从哺乳动物组织中鉴定出 11 种水通道蛋白(AQP0-AQP10)。应用免疫组织化学、免疫电镜、原位杂交等方法发现 AQP 广泛分布于机体组织细胞中,尤其与体液分泌和吸收有关的上皮细胞含量较多,它们参与水的分泌、吸收及细胞内外水的平衡。肾脏是体内 AQP 含量最高的组织,其水通道的亚型分布也是最多的,从目前发现的 11 种水通道蛋白中,肾脏存在 6 种,它们在肾脏调节机体水平衡的过程中可能发挥了重要作用。

5. 肾主纳气

肾主纳气，是中医基本理论之一。《黄帝内经》中虽然没有明确提出"肾主纳气"一词，但有多处记载论及肾与呼吸有关。《素问·逆调论》曰："肾者……主卧与喘也"，《素问·经脉别论》曰："是以夜行则喘出于肾，淫气病肺……度水跌扑，喘出于肾与骨"，这些论述均指出呼吸异常可以由肾所致。在《类证治裁》中记载："肺为气之主，肾为气之根，肺主出气，肾主纳气，阴阳相交，呼吸乃和。"肾气充盛，则吸入之气可下纳于肾，呼吸均匀和调。肾之精气不足，摄纳无权，气浮于上，则呼吸表浅，动辄气喘，称之为"肾不纳气"，说明呼吸之幅度由肾所主。

如何理解"肾主纳气"？首先可以从经络上来理解。经络是人身运行气血、联系内脏肢节、沟通上下内外各部分的通路。《黄帝内经》中的多处记载均表明足少阴肾经与肺关系密切，《灵枢·经脉》篇中说："肾足少阴之脉……其直者，从肾上贯肝膈，入肺中。"通过经络，使肾与肺之间建立了联系，由肺吸入的清气，通过静脉，可下达于肾。也就是说，肾通过静脉与肺进行联系，摄纳由肺吸入的清气。其次，从功能上分析，肾主摄纳清气，从实质上看，也是肾藏精功能的另一方面。也可以认为，肾的纳气功能，实际上就是肾的封藏功能在呼吸运动中的具体体现,即由肺吸入之气,必须由肾摄纳、潜藏,然后才能输布全身,从而发挥其滋养作用。最后,肾主纳气的功能,对人体的呼吸运动也有着重要的意义。呼吸运动,主要由肺来完成,一呼一吸,一升一降,但这还必须依赖肾气为之摄纳,故中医理论中有"肺为气之主,肾为气之根"之说。

现代研究发现,肾脏通过调节酸碱平衡、调节促红细胞生成素和儿茶酚胺释放及其所含碳酸酐酶对 CO_2 转运和 HCO_3^- 重吸收的干预而影响呼吸功能,起到"纳气"作用。这些研究为"肾主纳气"提供了生理学基础。

而临床也同样验证,对于长期哮喘或心衰,表现为呼吸气短、喘促、甚至呼吸困难的患者,给予补益肾精的血肉有情之品,如蛤蚧、冬虫夏草等等,往往可奏奇效。

6. 肾主生殖与生长发育

在中医的"精"理论中,肾是储藏和调控"精"的主要脏腑,对于肾的藏精功能,中医经典《黄帝内经》特别指出肾"受五脏六腑之精而藏之"。说明肾能纳藏其他四脏有余的"精",因此肾又被称为"封藏之本"。中医认为"精"是人体生命活动的原动力,并且特别强调了先天之精在人体生殖系统中的主导作用。因为肾在中医"精"理论体系中的独特地位,故以肾主生殖与生

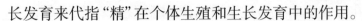

长发育来代指"精"在个体生殖和生长发育中的作用。

　　来源于父母的先天之精和后天饮食消化吸收的水谷之精共同形成生殖之精,成为具有生殖功能的基本物质,是人体胚胎形成的原始物质,是繁衍后代的物质基础。中医认为生殖之精是人体发育到一定阶段时由肾中精气调控所产生的,生殖之精的主体类似于西医学中的精子和卵子。生殖之精作用于后代个体生长发育的各个阶段。对个体生理特质有非常大的影响,如体质强弱、形体特征、寿命长短等。特别是在出生之后的幼儿阶段,受父母先天生殖之精的影响更大。

　　《黄帝内经》中说:"精化为气。"在这里"气"可以简单地理解为"精"的功能发挥,这句话的意思是说"精"是各个脏腑功能活动的物质基础,可发挥多种功能,主要通过推动和调控各个脏腑的生理活动。肾精的作用主要通过转化为肾气得以发挥,所以肾精足则肾气充,肾精亏则肾气衰。肾主导机体的生长发育与生殖,是肾精及其所转化的肾气的共同生理作用,所以人体的生命过程,以及在生命过程中的生殖能力,都取决于肾精及其肾气的盛衰。肾精充盈,则发育正常,精力充沛,体魄健壮;肾精不足,则出现发育不良,智力缺陷,精神萎靡,体质羸弱。如果先天禀赋不足,或后天饮食营养不当,或常年患病身体虚弱,导致肾中精气亏虚,生命活动原动力不足,脏腑功能发挥异常,就会出现个体发育迟缓、生殖功能减退以及成人早衰等病理表现。肾精不足的具体表现在成人和小儿中有所不同。小儿以生长发育迟缓,智力低下,动作迟钝,囟门闭合时间延长,骨骼发育异常为主要特征;成人以性功能减退,男子精子功能低下,女子闭经不孕,过早衰老,耳聋耳鸣,记忆力减退,足软无力,精神疲惫,脉细弱无力为主。

中医院中常有上述表现的患者前来就医,而现代医学的多种检验手段并不足以找到这些症状出现的原因,西医学除了寄希望于部分激素之外,常一筹莫展。这时在中医理论的指导下,合理使用补肾精,益气血的中药或中成药,多取得较好疗效。现代药理学研究也证实,多种补益肾精的中药,如肉苁蓉、冬虫夏草、鹿角、淫羊藿、巴戟天等均有天然类激素的作用,在人体内发挥重要的促进人体激素平衡、调节免疫等作用。

7. 肾主骨,生髓通脑,其华在发

对于骨在运动系统中的作用,中西医认识基本一致,均认为骨主要起支持、保护与协同运动的作用,但对于骨的生成代谢调控模式,中西医认识大不相同。西医学认为,骨主要受内分泌系统的激素调节如雌激素、降钙素等,骨髓对骨起营养作用。而中医学认为,骨和骨髓的生成与肾关系密切,认为骨和骨髓生成均由肾精所主导。《黄帝内经》对此进行了简明扼要的概述,称肾"主骨生髓"。认为在生理上,骨与骨髓的生长、发育、修复等均有赖于肾中精气的功能发挥。

髓被认为是"精"的活性产物,具有独特的生理功能,主要分布在骨和脑中。在骨中称为骨髓,在脑中称为脑髓。就脑髓生成而言,肾精不足导致脑髓生成减少,大脑功能减退就可能出现反应迟钝,动作迟缓,记忆力减退等症状。小儿主要以发育迟缓、囟门闭合迟缓为特征,成年人则以过早衰老为主要表现。骨髓的生成同样如此,肾精充足,则骨髓生成充足,骨骼就能得到骨髓的充养而坚固有力。肾精虚少,则骨髓生成不足,不能营养骨髓,就会出现骨骼脆弱,导致骨折、骨质疏松等疾病的发生。西医学研究也发现:肾脏不仅与机体钙、磷代谢密切相关,还可分泌一种称为"活性维生素 D_3"的微量物质,促进体内的钙磷平衡,促进成骨。这些研究成果证实,肾脏本身的功能与骨骼发育息息相关。

《素问·六节脏象论》说:"肾……其华在发。"从条文描述可以看出,肾与发的关系也十分密切,发的特质揭示了体内肾的功能状态。对于为什么有这种关联,《类经》做出了阐释:"发为精血之余,精髓充满,其发必荣,故荣在发。"头发是"精"的产物,因此,头发的色泽、生长等与肾精的盛衰密切相关,通过观察头发的色泽、疏密,可以了解肾气的盛衰和精血的盈亏。肾精充盛,头发得到肾精之滋养,就会浓密有光泽;反之肾精不足,头发就会枯槁,容易脱发、白发。现在研究已经阐明头发主要由角质蛋白、非角质蛋白、脂质、微量元素和多糖类物质组成。医学研究还发现:某些金属元素对毛发具有特殊的亲和力,使金属元素蓄积在毛发中。所以头发中金属元素的含量与发质密切相关。例如铜(Cu^{2+})缺乏会使头发变白,亦可引起毛发褪色、脱发、变细等一系列临床症状。有研究者利用光谱分析法测定了多例肾脏病患者头发中的金属元素含量,结果发现这些肾脏病患者头发中的金属元素随着肾功能的下降有不同程度的降低,其中以铜(Cu^{2+})降低幅度最为明显。从而有力地证明了肾与发质之间的联系。说明"肾其华在发"是有科学依据的。

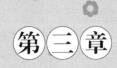

第三章

肾病怎样早发现早诊断

1. 每年要体检1~2次

　　进入二十一世纪以来,我们人类的寿命在延长,但是随着年龄增长、环境恶化、工作节奏加快和心理压力增加,很多疾病发作都出现了年轻化趋势。对于很多疾病来说,早发现、早治疗是决定疾病病程进展和结局的关键。对于我们肾脏的疾病当然也不例外。

　　肾脏是沉默的器官,意思是当我们的肾脏出现问题时,很多时候并不会马上表现出来,患者会觉得自己很健康。无论男女老少,我们每个人都有可能会患上慢性肾脏疾病。但是大多数肾病,比如慢性肾小球肾炎,早期并无任何症状,也没有异常体征,体检的时候各项血液指标都正常,患者也自我感觉良好,能跑能跳,可是尿常规却提示血尿或蛋白尿。患者如果这个时候不引起重视,觉得没什么不舒服就没去医院找专科医生进一步检查,可能就会错过了最好的治疗机会。老百姓体检后报告单上提示有镜下血尿后,应及时到医院肾内科专科就医,医生一般会先让你做三次尿常规检测,这个时候不要觉得医生是为了让你多做检查,其实做三次尿常规是为了判断镜下血尿是否长期存在。如果检查发现镜下血尿不是一次偶然发生的事件,则应尽快完善红细胞位相或尿三杯实验判断尿红细胞的来源,同时行双肾输尿管膀胱 B 超,了解肾脏、膀胱的结构,排除泌尿系结石、肿瘤、尿路畸形等特殊情况。在基本确定了血尿的来源后,应根据血尿的可能成因进行不同的干预。如果多次检查发现尿中有蛋白,则更应引起注意,及时到医院专科就诊。其实上面的各项检查只是让大家对医生的诊疗过程有一个基本的了解,大家只要记得定期体检,一旦体检发现有血尿或者蛋白尿记得及时到医院专科就诊就行,至于后面需要什么检查或治疗,我们的专科医生会做,不需要你操心。中国肾脏病学家王海燕教授曾做过一个普查,统计得出中国慢性肾脏病的发病率约为 10.8%,意思相当于每 100 个人中有接近 11 个人可能会患上慢性肾脏疾病。而大家对它的认识和了解的比率则更低。这就意味着,慢性肾脏病是个庞大的群体,所以我们很有需要进行规律的体检,特别是尿常规的检查,它能帮我们尽早发现问题。当然,其他体检项目还可以看看自己是否有肾结石、尿路感染、慢性肾功能不全、高血压肾损害等多种肾脏疾病。

2. 尿常规是肾病之窗

在第一章里,我们详细地介绍了肾脏产生尿液和排泌尿液的过程。肾脏这个巨大的"污水厂",经过各单位(肾小球、肾小管等)精密的配合,发挥着"分清泌浊"的功能,把有用的"清"的物质重新吸收利用,把"浊"的废物排出。而尿液作为"污水厂"最终排出的液体,其中的成分可以推断肾脏多种变化。

普通的尿常规检查一般会包含以下几个项目:颜色、浊度、比重、pH 值、白细胞酯酶、亚硝酸盐、尿蛋白、葡萄糖、酮体、尿胆原、胆红素、隐血、红细胞、白细胞等。下面我们就来讲讲不同指标分别有什么意义,它可能会提示我们身体有什么问题。

人的尿液为什么会有颜色呢,那是因为人的尿液中的尿色素、尿胆素和尿红素所导致的。尿色的深浅常受到尿量的影响。尿量少,尿液就会被浓缩,尿的颜色看起来就深而黄;尿量多,尿液被稀释,尿的颜色自然就浅啦。此外,酸性尿颜色深,碱性尿颜色浅。同时,我们的尿色还受到食物、药物、体内所代谢物质等多种因素的影响。如广东从化地区盛产红肉的火龙果,果肉颜色越紫,它所含有的一种叫抗氧化花青素色素的含量就越多。这种天然的色素可以随尿液排到体外。所以当老百姓吃完红肉火龙果后,短时间内出现红色尿、甚至紫红色尿,这时细心的人就会急忙去医院查尿,结果却是正常的。临床意义较大的尿色改变有以下几种:最常见的红色尿提示肉眼血尿、血红蛋白尿、肌红蛋白尿或者服用药物利福平等;黄绿色、黄褐色尿可能提示黄疸,黄疸一般有三种,包括阻塞性黄疸、肝细胞性和溶血性黄疸,部分食物或药物也可引起;黯绿色甚至蓝色尿可能提示铜绿假单胞菌感染、阻塞性黄疸、先天性肾性氨基酸尿;浓茶色甚至酱油色尿提示血红蛋白尿、黑色素瘤、部分药物(如左旋多巴)所致等;乳白色尿则提示脓尿或者乳糜尿等。临床上医生最关注的是红色尿,专科医生需要认真辨别是血尿、血红蛋白或肌红蛋白尿,如果是肌红蛋白尿那极有可能引起急性肾衰。对我们老百姓来说,如果发现自己出现红色尿,则应尽早到医院肾内专科就诊,搞清楚自己出现红色尿的原因。有些人可能看不到自己有红色尿,但如果体检报告上提示有镜下血尿,也应该及时到肾内专科就诊,找出病因,及早进行治疗。当然,并不是说只有出现红色尿才到医院就诊,只要发现自己尿液颜色出现异常,而且不只一次,我们都应该及时到医院就诊。

尿液一般是比较清亮的,但放置一小段时间后,尿杯杯底会见到少量看起来像棉花絮一样的东西,我们叫它絮状沉淀,这是因为尿中含有少量上皮细胞、黏蛋白等引起的。但是如果尿液看起来很浑浊,我们就需要注意啦,它有可能是因为尿中有白细胞、脓性物质或者淋巴管堵塞导致的乳糜尿,怎么办呢? 不用考虑太多了,赶紧到医院就诊。

尿比重,它是反映我们肾浓缩和稀释能力的指标,我们喝水的多少、出汗和排尿都会对它有影响,肾脏本身具有强大的自我调节能力,这样才能维持人体的水液平衡。正常尿液的比重在 1.015~1.025 之间(各医院检测标准略不同)。专科医生一般会建议我们用晨尿进行检测。如果短期内尿比重显著增高,我们就要注意有没有脱水、血糖升高等情况;如果我们喝水和出汗并不多,但是我们的尿比重却一直比较低时,就要警惕是否有尿崩症,高血压肾损害等。尿比重异常时我们一般很难发现,只有通过检查才知道,所以一句话:记得定时体检。

尿的 pH 值,即尿的酸碱度。正常在 5.4~8.4 之间,它和我们的饮食和服药关系密切。如果我们平时吃肉比较多,那么尿液就会偏酸性,而青菜水果吃得多的人一般尿液偏碱性。如果长期食用肉类,但是尿液却呈碱性,那有可能是我们肾小管的酸化功能失常,出现这样的问题也要记得及时就诊。但是对于高尿酸血症、痛风的患者,我们却要尽量把患者的尿液碱化到 pH6.5 左右,这是为什么呢? 很简单,把尿液碱化后,患者体内的尿酸就能顺利从尿液中排出,这样就不会在肾脏中形成结晶,以致对肾脏造成损害了。

尿白细胞阳性临床很常见，临床的医生通常需要尿白细胞酯酶配合进行判断，白细胞酯酶是一种白细胞内才含有的特异性酶类。如果检查发现尿白细胞升高，尿白细胞酯酶也同时升高，那么就提示有可能发生了泌尿系感染。如果多次查尿常规，尿白细胞升高，而白细胞酯酶却正常，则可能提示存在肾间质性炎症。由于女性尿道短宽直的特点，所以泌尿系感染在女性中更常见，有些人会出现尿频、尿急、尿痛的症状，所以当我们有这些症状时记得及时到医院就诊，一般通过尿常规医生就可以发现是否有感染存在，并及时给予必要的治疗。

正常尿液尿葡萄糖含量是很少的，一般检测为阴性。第一章中提到，葡萄糖是可以通过肾小球滤出的，但我们的肾小管有强大的吸收功能，它能将原尿中的所有葡萄糖重新吸收。当然我们肾小管重吸收的能力也是有限的，血糖明显升高时，超过肾小管的重吸收能力；或是肾小管重吸收功能出现问题时，就会有比较多的葡萄糖跑到尿液里了，尿糖就可以明显升高。肾小管重吸收功能障碍引起血糖升高称为"肾性糖尿"，它不仅有血糖的升高，而且尿中的氨基酸、磷酸、碳酸氢盐及尿酸也会增加。

对于肾病科医生来说，尿常规的所有指标中，最有临床意义的指标当属尿蛋白了。在临床上，很多慢性肾脏病治疗的主要目标或者说起效指标就是降低尿蛋白。其实我们正常每天都可排出极少量的蛋白，但是总量不超过 150mg。尿常规若出现尿蛋白阳性，并不是说我们身体就有问题了，所以我们首先要分清楚是我们正常的活动引起的还是疾病导致的。正常人在剧烈运动、高热后可出现少量的尿蛋白，这就是属于正常的。但如果长期出现尿蛋白阳性，就应该及时到专科就医了，全面检查，积极寻找病因，尽早进行规范的治疗。

尿常规检查虽然看起来简单，但它却能提示和筛查出绝大部分的肾脏疾病，所以大家应该重视它，定时体检。

3. 中年以后要加强防范

中年是人生一个非常时期，它既是我们生理功能达到整体旺盛的时期，同时也是由旺盛开始进入衰退的过渡阶段。

有医学研究显示，我们人体发挥滤过功能的肾小球部分会逐年荒废，就像机器的零件一样久了就会出现磨损。肾脏的功能从 40 岁以后每年大约会下降10%。虽然说身体"零部件"的衰老是自然的过程，但是我们也要多多关注它。很多的中老年人，会发现夜间起来上厕所的次数比年轻时明显多了，医生嘱咐常测血压，血压也并无大碍，生活习惯也没有改变，那该怎么办呢？遇到这种问题，大家也要重视，及时到医院看医生。如果是男性，医生一般会叫你先做个肾脏B超，看看有没有前列腺肥大。如果检查排除了各种可能的病因，那很可能就是我们的肾脏自然老化了，随着我们年龄的增大，肾脏血管会发生硬化、缺血，这样就会让肾脏浓缩稀释功能下降，夜尿也就随之而来了。夜尿还有其他的原因，在下文中会为大家详细地介绍。

中年人是社会的主要支柱和力量，他们要承受社会、工作和家庭等各种压力。他们很多都有不良的饮食习惯，还要经常应酬等，这些会导致精神紧张、休息不够和不规律，慢慢地，高血压、高尿酸血症、糖尿病、高血脂等"富贵病"就会悄悄地找上他们了。这些疾病的病程进展又比较缓慢，如果不及早防范和治疗，都可能影响到肾脏。近几年来，因糖尿病、高血压而引起肾脏疾病最后需要透析的患者有逐年上升的趋势，这不得不给我们大家敲响警钟。除了这些慢性病导致的肾病外，中老年人还应注意肿瘤、系统性红斑狼疮、乙型肝炎、滥服药物所导致的继发性肾病。有些肾脏自身的疾病（原发性肾病）也是中年以后多发，如临床常见的膜性肾病，膜增生性肾小球肾炎等。因此，大家步入中年后就要特别关爱自己的肾脏啦，每年都应常规地检测尿常规、肾功能和肾脏彩超，排查各种原发、继发性肾病的可能。

4. 夜尿是早期信号

正常人夜间排尿一般为 0~2 次,尿量为 300~400ml (我们平时喝的普通矿泉水一瓶 500ml 左右),相当于我们一天尿液总量的 1/4~1/3,也和我们白天喝水的量有一定关系。随着年龄增长,白天尿量与夜晚尿量的比值会逐渐减少,至 60 岁时比值差不多为 1:1。如果夜尿量超过白天尿量,而且排尿次数明显增多,尤其是夜间睡觉后还需要多次起床排尿的,我们叫它夜尿增多。

夜尿增多是多种疾病的早期信号。当然也不是说夜尿增多就是身体器官有问题了。夜尿增多可分为生理性和病理性。如果你睡前喝较多的水,或者喝茶、咖啡、含糖的饮料等,都会导致夜尿增多,这种我们称为生理性夜尿增多,它只是偶尔发生。精神因素也可能导致夜尿增多,但是这种一般只是我们起来的次数多了而已,尿量却没有明显地增多。严格地说,如果只是排尿次数增加而尿量不增加则不属于夜尿增多范畴。

但是如果是病理性夜尿增多,就可能提醒我们肾脏浓缩功能有问题了,这个时候我们就要引起重视。可能我们这时候验血查肌酐、尿素氮,大多数会提示无明显异常,但实际上很可能我们的肾功能已部分受损,而且可能这时候我们有重吸收功能的肾小管也受到损害了,这样我们肾脏浓缩的功能就会有问题了,夜尿也就增多啦。所以建议有夜尿增多的人,特别是有慢性肾炎、高血压、糖尿病等这些疾病的患者,应该及时去医院查肾功能,这样才能早发现、早治疗,避免或延缓慢性肾衰竭的发生。

据国际肾脏病协会统计,慢性肾衰竭的年发病率为 98~198/100 万,且呈逐年增多趋势。肾脏病起病隐匿,进展缓慢,易被人忽视,从而导致 80% 的肾病患者在首次就诊时就已处于肾衰竭的终末期,不得不接受血透或腹透治疗,给患者本人和家庭带来莫大的痛苦。其实只要做个有心人,还是能捕捉到一些肾功能减退的蛛丝马迹,夜尿增多就是其中之一。

夜尿增多不一定都是肾脏出了问题,如老年男性前列腺增生、老年女性子宫脱垂、泌尿系统感染、糖尿病等均可致夜尿增多。

从中医的角度看,夜尿增多多为肾气不足所致。中医理论认为肾有主导我们大小便的功能,它和膀胱关系密切;通过肾的气化作用,膀胱的功能就能维持正常,那么尿液就能及时地从膀胱通过尿道排出体外。而肾虚,气化不足或失常,水液代谢紊乱,膀胱的功能就会出现障碍,才会有夜尿多的现象。

5. 血尿要弄清根底疾病

前文我们已经多次向大家介绍了尿色改变和尿血

的原因。正常尿中无或含有少量红细胞,当尿液中含有较多的红细胞,就会出现血尿了。血尿原因有泌尿系疾病(如炎症、结核、结石或肿瘤、外伤、药物等)、尿道周围的器官病变、全身性疾病和其他特发性疾病。不同病因对我们身体的影响差别很大,所以说首先要弄清楚疾病的病因。

发现红色尿后,首先要分清是真性血尿还是假性血尿。即排除某些可能引起的假性血尿和红颜色尿的原因,像月经、痔疮出血或尿道口附近疾患产生出血混到尿液中就可以出现假性血尿;接触某些颜料或内服利福平等药物以及某些毒物(酚、一氧化碳、氯仿、蛇毒等)、药物(磺胺、奎宁等)、挤压伤、烧伤、疟疾以及错型输血等原因所致的血红蛋白尿或肌红蛋白尿就会出现红颜色尿,偶尔发生的血尿还可能是因为花粉、化学物质或药物过敏引起的,这些一般都没有重要意义。当排除上述各种情况,而且多次检查均为血尿时,医生就会通过病史,化验室检查和其他辅助检查作出诊断。

下面给大家总结一下可能导致血尿的原因,大家可以了解一下。第一,肾脏及尿路疾病:①炎症:急慢性肾小球肾炎、急慢性肾盂肾炎、急性膀胱炎、尿道炎、泌尿系统结核、泌尿系统霉菌感染等。②结石:肾盂、输尿管、膀胱、尿道,任何部位结石,当结石移动时划破尿路上皮,既容易引起血尿亦容易继发感染。大块结石可引起尿路梗阻甚至引起肾功能损害。③肿瘤：泌尿系统任何部位的恶性肿瘤或邻近器官的恶性肿瘤侵及泌尿道时均可引起血尿。④外伤：是指暴力伤及泌尿系统。⑤先天畸形：多囊肾、先天性肾小球基底膜超薄、肾炎、胡桃夹现象（该病是血管先天畸形引起，走行于腹主动脉和肠系膜上动脉之间的左肾静脉受挤压，引起顽固性镜下血尿。诊断主要靠 CT、B 超、肾静脉造影检查。治疗须手术矫正)。第二，全身性疾病：①出血性疾病：血小板减少性紫癜、过敏性紫癜、血友病、白血病、恶性组织细胞病、再生障碍性贫血等。②结缔组织病：系统性红斑狼疮、皮肌炎、结节性多动脉炎、硬皮病等。③感染性疾患：钩端螺旋体病、流行性出血热、丝虫病、感染性细菌性心内膜炎、猩红热等。④心血管疾病：充血性心力衰竭、肾栓塞、肾静脉血栓形成。⑤内分泌代谢疾病：痛风肾、糖尿病肾病、甲状旁腺功能亢进症。⑥物理化学因素：如食物过敏、放射线照射、药物（如磺胺、酚、汞、铅、砷中毒，大量输注甘露醇、甘油等)、毒物、运动后等。第三，邻近器官疾病：子宫、阴道或直肠的肿瘤侵及尿路。

近年来，无明显症状的血尿患者人数有增多趋势，很多都是肾小球性血尿，在医疗界已引起广泛的重视，也开展了研究。

6. 蛋白尿是罪魁祸首

尿蛋白既是多种慢性肾脏病会出现的病理产物，也是加重病情的罪魁祸首。尿蛋白已经被国际肾脏病学组织公认是慢性肾脏疾病的独立危险因素。前文提到，降低尿蛋白对治疗、延缓慢性肾脏病有着至关重要的作用。

对于肾病的患者，蛋白尿都不陌生。那么什么是蛋白尿呢？首先我们来认识一下尿蛋白。尿蛋白是尿液中的蛋白质，正常人 24h 的尿蛋白一般少于 150mg，常规化验检测为阴性。如检测尿中蛋白大于 150mg/d，即尿蛋白阳性时，说明人体排出的尿蛋白量明显增多，尿常规检测呈现尿蛋白 ±~4+，此时则提示有蛋白尿。

尿常规中尿蛋白只能知道尿中有没有蛋白，但是却无法知道是哪种蛋白。蛋白尿种类有很多种，具体可分为肾小球性、肾小管性、溢出性、组织性、分泌性五类，它们在尿液中的出现也暗示着不同的含义。如肾小球性蛋白大多是大分子及中分子蛋白；而肾小管性的蛋白主要为小分子蛋白；在某些疾病中，血中小分子蛋白浓度增加，如果滤液中蛋白的浓度超过了我们肾吸收能力的最大值，就可以从尿中排出来了，常见于骨髓瘤和其他的疾病。而肾间质及小管发生了炎症的话，那么分泌性的蛋白也会增多；我们身体上的组织坏死后,坏死组织会释放各种酶及蛋白质,如果它们的分子量都比较小,那么就会有比较多的蛋白通过肾小球过滤出去,如果浓度太高超过了我们肾小管吸收能力的极限,这时候蛋白质就可以从尿中排出,我们把这种叫做组织性尿蛋白。所以,测定蛋白质的性质和大小对临床的诊断很有帮助,一般会通过一种叫尿蛋白电泳检测或者其他的手段,这样就可以帮助我们医生判断蛋白的性质和来源。在临床上,如果24h尿蛋白定量/尿常规尿蛋白定量等指标短期内波动较大,或一天中变化较大者,就可以考虑进行尿蛋白电泳啦。

临床上见到持续性蛋白尿往往说明肾脏已经发生了实质性的损害了。大量临床资料表明,持续、大量蛋白尿的患者的病程进展和结局都非常不好。如果24h尿蛋白定量大于1g的患者,就要积极予以治疗了。如果把我们患者的蛋白定量维持到300mg以下,那么病程进展和结局就会变得乐观许多啦。许多的肾脏疾病,像局灶性肾小球硬化、膜增生性肾小球肾炎、膜性肾病、IgA肾病、糖尿病肾病和慢性肾移植排异反应等,蛋白尿是肾脏病进展和病死率增加非常明显而且独特的决定因素。事实上这些疾病的缓解,让蛋白尿排泄的减少,不管是自发的还是通过我们的积极治疗,都可改善肾脏存活率。

那么当蛋白尿由多变少时,是不是可反映肾脏病变有所改善? 一般情况下,如果蛋白尿得到控制,排泄减少后,往往表明病情得到了控制,肾病的发展会得到延缓。但是如果大部分的肾小球纤维化及硬化时,肾功能就会严重受损,这个时候滤过的蛋白质也可能会减少,像这种就不是病情改善,而是病情加重啦。因此判断肾脏疾病损害的轻重,不能只凭蛋白尿来衡量,要综合蛋白尿的量和持续时间来全面考虑,还要结合全身情况及肾功能检查来确定。

当然,偶尔一次的蛋白尿往往不是肾脏损伤的信号,如剧烈运动、长途行军、高温环境、严寒环境、精神紧张等也可出现蛋白尿。而这些蛋白尿往往属于生理性,和肾病引起的蛋白尿有着很大的区别。

7. 胱抑素增高要注意

胱抑素 C 是什么,又与我们的肾脏有什么关联呢? 胱抑素 C 是一种叫胱氨酸蛋白酶的抑制剂,我们身体里所有有核的细胞都能产生,产生率恒定,不受其他因素的影响。它广泛存在于各种组织的有核细胞和体液中,比如尿液、脑脊液、精液等,而且不受年龄、性别、体重、炎症等因素影响。胱抑素的分子量小,生理条件下带正电荷,因为它的这种特性,所以在我们人体循环过程中能自由从肾小球滤过,然后又会被我们肾小管的上皮细胞吸收并且在细胞内降解,不重新回到血液中;同时肾小管上皮细胞也不分泌胱抑素 C。

这样一来,胱抑素 C 就是一种反映肾小球滤过率变化的标志物了,能成为反映我们肾小球滤过情况的重要指标。

在临床,评价肾脏疾病的进展和严重程度,一般会以肾功能为参考,传统习惯一般把尿素氮和肌酐作为常规肾功能的检测项目,但是因为我们的肾脏有强大的储备能力和代偿能力,在肾小球受损早期或轻度受损时,血中尿素氮、肌酐仍可维持在正常水平。因此,依靠血肌酐和尿素氮的检测来监测肾功能,往往发现时肾功能已经严重受损,错失了最佳治疗时机,这是我们最不想看到的。那有什么检测项目可以更早地发现我们肾功能受损呢?许多人通过研究后就发现,胱抑素 C 跟我们的尿素氮、肌酐相比,有更高的敏感性和特异性,意思就是能帮助我们更早发现肾功能受损,这样就对各种疾病的诊断及病情观察具有重要的临床意义了。

那什么情况下胱抑素 C 就会增高呢?下面就为大家总结几种情况:①在普通人群中提示肾脏功能的早期受损,但 60 岁以上老年人由于肾脏功能的老化,胱抑素 C 可能出现生理性的轻度增高,需要密切监测并结合临床来评价。②在肾移植患者中可帮助快速诊断急性排斥反应或药物性肾损害。③在糖尿病患者中能帮助诊断早期糖尿病肾病。④在老年患者尤其心血管疾病患者中提示疾病的进展和预后,是死亡风险的预测指标。⑤在肝硬化患者中可早期发现肾脏受累。⑥在妊娠妇女中可提示肾小球滤过率的早期降低,可帮助诊断先兆子痫。如果出现了以上的情况,大家就要积极重视啦。

8. 面色发黑不太妙

中国人正常的脸色应该是红黄隐显,明润而有光泽。如果肤色偏白那也应该是白里透红,有光泽;肤色偏黄的人则应该是黄中透出金黄光泽,也就是俗称的"飞黄"。如果面色发黑,那也要看看是属于正常的还是异常,因为生理现象而形成脸色变黑、老年性色素斑、妇女妊娠斑等则属正常现象,不是疾病,属于正常颜色。如果排除了生理现象,脸上出现了本来没有的颜色,或者一块颜色单独显现在脸上,就很多是属于异常,它提示我们身体可能出现问题了。

中医认为,肾主水,在色为黑,即肾调节人体的水液代谢,当肾有问题时通常表现出黑色的征象;故面色发黑通常是肾虚的表现。《证治准绳·察色要略》中讲到:"黑色属水,主寒,主痛,乃足少阴肾经之色也。"由此可见黑为肾色,与寒水之邪关系密切。

所以如果面色灰黑,晦黯无光泽,并伴有腰膝酸软,畏寒肢冷,眩晕耳鸣,神疲乏力,情绪不佳等症状,则表明肾精亏耗已相当严重。除肾气亏损可导致面色发黑外,中医还认为阳气不足、血行不畅等均会导致面部发黑。

西医学认为,肝硬化、肾上腺素功能减退症、慢性肾功能不全、慢性心肺功能不全、肝癌等疾病的患者,可出现脸色变黑。

故说面色发黑不太妙。所以如果发现自己面色短期内出现发黑的变化,那我们就得重视啦,得及时到医院就诊。

9. 下肢水肿要当心

平时生活中,不少人会遇到下肢水肿的问题。而水肿究竟是怎么一回事,哪些原因可能导致水肿,何时该去医院就医,怎样处理水肿,预后又如何? 老百姓未必说得明白。

医学上定义水肿为人体血管外组织间隙体液积聚,形成水肿。水肿的最早期表现隐匿,水肿导致的体重增加往往被忽视,但其后逐渐在眼睑、颜面部、双下肢、踝部等处表现为肿胀,甚至皮肤压之不能瞬时复原。

水肿的成因主要与以下因素有关:水、钠潴留,毛细血管滤过压升高,毛细血管渗透压增加,血浆胶体渗透压降低,淋巴回流受阻,组织压力降低。

机体局部的水肿多与局部炎症、肢体静脉血栓形成、静脉炎、下肢静脉曲张、局部淋巴回流受阻及皮肤过敏等因素有关。但是,当遇到单侧下肢水肿时,下肢静脉病变的可能性比内脏病变的可能性大。

中医学对于水肿的认识,早在《黄帝内经》就有多处描述。水肿是全身气化功能障碍的一种表现,可理解为身体的各功能减退,与肺、脾、肾、三焦各脏腑密切相关。其基本病机为肺失通调,脾失转输,肾失开合,三焦气化不利。

水肿可按性质分为压陷性水肿和非压陷性水肿,按病因可分为炎症与非炎症水肿,按部位可分为全身性与局限性水肿,另外,按生理性和病理性,水肿存在生理性和病理性之分,两者的治疗及病情发展显著不同。

（1）生理性水肿:部分水肿不是疾病的表现,而是一种生理反应,因此,称为生理性水肿,无需治疗,一般包括以下几种情况。

特发性水肿:20~40 岁的女性,早晨起床后,眼睑及颜面常出现轻度水肿,下肢有凹陷性水肿（按压皮肤后出现凹陷）或紧绷感。随着活动,水肿逐渐减轻消退。

反应性水肿:有些人,特别是高温作业或体胖不爱活动者,受环境高温的影响,皮肤血管扩散,体液积聚于皮下,常在手、足等处发生水肿。夏天过后,则自行消退。但每到夏必会发,反复多年。

体位性水肿:长时间站立、行走、下蹲或坐位,可因下肢血液流回心脏时受到阻碍,血液淤积下肢造成水肿,改变体位后一段时间,水肿可自行减轻、消失。

经前期水肿：有一些健康的女性在月经来潮前1周，出现眼睑、手背、脚踝甚至双下肢轻度水肿，以及烦躁、失眠、疲乏、头痛等症状。月经来潮时，水肿消退。

药物性水肿：如使用肾上腺皮质激素、睾酮、雄性激素、胰岛素、甘草等药物（可在药物说明书上查看或咨询医生），可导致脸、手、足出现水肿，停药后水肿会逐渐消退。

以上诸种水肿，多无需治疗，待特定因素去除后，水肿自会改善。特别注意的是，发生持续而严重的水肿时，应及时到医院进行全面检查，而不能盲目自我诊断为生理性水肿，这是很危险的。

（2）病理性水肿：病理性的下肢水肿临床主要表现在以下几种疾病。

肾病性水肿：急、慢性肾炎或肾病综合征患者，肾小球滤过功能降低，造成体内水钠潴留，此外再加上大量的蛋白尿使蛋白由尿液丢失，产生低蛋白血症，从而引起水肿。肾病性水肿患者早期只在晨起出现眼睑或颜面的浮肿，后期则发展至全身性水肿。这类患者多可伴见高血压、蛋白尿、血尿及管型尿等肾病的征象。

心病性水肿：各种心脏病患者，当右心功能衰竭时，发生体循环障碍，静脉瘀血，静脉压增加，下肢静脉回心血量减少，引起水肿。水肿由踝部开始，逐渐向上蔓延至全身。而且水肿可随体位变动而改变其部位，如站立活动时下肢水肿明显，久卧时腰骶部首先出现水肿。对于心病性水肿患者,应详细询问心脏病史。

肝病水肿:肝炎发生肝硬化后,由于肝脏合成白蛋白减少,造成低蛋白血症,血浆渗透压降低,可引起水肿。此外,继发性醛固酮增多,长期的营养不良也有一定的作用。肝病性水肿一般先出现在双下肢,后期可伴有腹水。

内分泌障碍疾病所致水肿:比如甲状腺功能减退的患者,会出现颜面及下肢水肿,或者服用避孕药、注射排卵药后也会引起水肿。

其他还有妊娠中毒症、结缔组织病、血清病等均可导致水肿。以上多种病理性水肿,均需至专科医生处就诊,系统评估机体状况,制定相应治疗方案,水肿改善及预后情况也因病情而异。总之,水肿可由多种情况诱发,其涉及的疾病有轻有重,平时发现肢体水肿当仔细鉴别,不可粗心大意,贻误病情。

10. 贫血也与肾有关

许多肾脏疾病都可能引起贫血,临床我们称之为"肾性贫血",它是慢性肾衰竭的常见并发症,假如一位患者有慢性肾衰竭,那么便有可能出现贫血,而不一定病情发展到严重的时候才出现贫血。部分患者出现不适症状前从未作过尿液和肾功能检查,漏诊了慢性肾脏病,发现自己脸色差时容易误认为营养不良,补补就好,错过了疾病的最佳诊断和治疗时机。

肾性贫血的形成过程有以下几点:

(1)促红细胞生成素(EPO)相对缺乏。人体内约90%的促红细胞生成素由肾脏产生,而促红细胞生成素对红细胞的正常分裂、发育和成熟起着关键性的作用。发生慢性肾衰竭时,由于肾单位被破坏,肾脏产生并分泌的促红细胞生成素会减少,导致骨髓造血功能下降,最终导致体内红细胞数量下降,发生贫血。

(2)红细胞寿命短。慢性肾衰竭时,大量有害物质蓄积体内,这会抑制骨髓造血功能,加速红细胞破坏,使得红细胞寿命减少而致贫血。

(3)营养不良,肾功能不全多有厌食、呕吐,造成铁、叶酸、维生素 B_{12} 的缺少,而这些物质是生成红细胞的重要物质,这些物质的缺少会导致红细胞数量下降,最终导致肾性贫血。

(4)其他,如急慢性失血、继发性甲状旁腺功能亢进症、急慢性炎症、溶血、促红细胞生成素抗体产生,铅中毒等等。

11. 腰酸当心肾作祟

腰酸是成人临床最常见的症状之一。很多老百姓都经历过腰酸、腰痛的过程。腰背部的组织,自外到内包括皮肤、皮下组织、肌肉、韧带、脊椎、肋骨、脊髓和脊膜等。腰部任何一个地方的病变都可引起腰背酸痛。

　　腰酸痛最常见是由脊柱疾病(腰椎间盘、韧带、脊椎骨等)和腰肌(腰肌劳损、炎症等)引起。人体内脏也可以引起腰酸痛,腰背邻近器官如肾、直肠、前列腺、子宫、胸膜和盆腔等,都可能引起腰背酸痛,其中肾脏病变引起的放射性腰背痛(即犹如窜电感的痛)较为常见。

　　中医对于腰酸早有论述,早在《素问·病能论》中云:"少阴脉贯肾络肺,今得肺脉,肾为之病,故肾为腰痛之病也。"《素问·刺腰痛论》中详细介绍了"腰痛起于何脉"的问题,认为多条经脉的病变都与腰痛关系密切,并提出针灸穴位及方法。说明古人已经通过长时间的临床,认识到腰痛与肾脏有关,与经络有关。孙思邈在《备急千金要方·卷五十九·腰痛第七》中云:"凡腰痛有五:一曰少阴,少阴肾也。十月万物阳气皆衰,是以腰痛。二曰风痹,风寒着腰,是以腰痛。三曰肾虚,役用伤肾,是以腰痛。四曰暨腰,坠堕伤腰,是以腰痛。五曰取寒眠地,为地气所伤,是以腰痛,痛不止,引牵腰脊皆痛。"从上文可以看出,古人已经认识到了腰痛的多种成因:感受寒湿、湿热,跌仆外伤,气滞血瘀,或肾亏体虚等等。读过这些中医古籍,才知道古今医家对腰酸腰痛的认识不仅仅局限于"肾虚"。

　　有些人因为腰部酸痛在一些不正规的,所谓的"中医场馆"推拿,按摩,开中药,常被"坐堂大夫"诊断为"肾虚",结果吃了很久的补肾中药也不见效,遂以为自己肾虚严重,药不能及。这样常导致患者错过了良好的治疗时期。

由于腰酸痛的原因复杂,因此腰酸痛的患者,应到正规医院就诊,通过医生的专业检查才能诊断腰酸腰痛的原因,切不可自己盲目诊断,错过了治疗的最佳时机。

临床上,大多数慢性肾脏病患者曾经发生过腰酸痛的情况,但尚未有科学研究证实该症状与肾脏疾病本身有关。而临床肾病导致的腰痛最常见的原因是各种因素导致的肾脏包膜被牵拉,以下几种疾病最为常见:

(1)肾结石:临床最常见,一般表现为突然发作的腰部绞痛。夜间或改变体位后突然发生,疼痛剧烈,可伴见恶心呕吐,单侧下腹抽痛难忍,改变体位后可能部分缓解。这种患者称为"肾绞痛",一般与肾内结石下坠,或堵塞到输尿管有关。也有部分患者表现为隐隐胀痛,B超检查发现结石堵塞导致单侧肾积水,肾脏集合系统分离,肾脏体积增大,牵拉包膜导致腰酸痛。值得注意的是,结石患者在肋脊点(背部第12肋骨与脊柱交角的顶点)和肋腰点(腰大肌外缘与第12肋交叉点)有明显压痛,一般位置偏上腰部,而不是腰骶部。

(2)肾盂肾炎:急慢性肾盂肾炎都可以出现腰痛,一般女性多见。肾盂肾炎提示炎症上行至肾脏。单纯膀胱炎与肾盂肾炎容易相混淆,但肾盂肾炎检查发现白细胞升高外,可伴见发热、腰痛,肾区明显的叩击痛,这些都是单纯膀胱炎所没有的。单纯膀胱炎病情容易控制,肾内科门诊医生予以合适的口服抗生素,碱化尿液及大量饮水,一般患者3天即可痊愈,但发展到肾盂肾炎的患者应及时就医,住院治疗,并延长抗生素疗程,定期复查尿常规,防止复发。

（3）肾下垂:肾下垂的患者一般身形瘦长,组织发育不全或体内脂肪组织少,不足以托举肾脏而导致本病。患者一般腰部隐隐作痛,体检或肾脏B超有一定的提示意义。

（4）肾结核:肾结核的患者一般表现为腰部隐隐酸痛,肾脏B超有一定提示意义。此类患者多有结核病史,有肾外结核的其他临床表现。

（5）肾积水:肾积水导致的腰痛最为常见。积水的原因与结石远端堵塞,肾盂囊肿,肾盂狭窄等关系密切。对于结石和功能性的肾积水,部分利尿通淋的中药疗效良好,但是对于结构改变、较大或多个结石、肿瘤等因素导致的肾积水,应到泌尿外科积极治疗,通过外科手术解除梗阻后方可清除积水,缓解腰痛。

（6）肾积脓:此病临床少见,一般表现为高热,血象显著升高(即是白细胞升高)。与肾周感染有关,极少数行肾穿刺患者可能出现肾周血肿,进而发展为脓肿。部分患者前期有肾结核病史。

（7）多囊肾：多囊肾是一种遗传性疾病。患者肾脏普遍增大，随着囊泡的逐渐增大，肾脏包膜被牵拉，可导致腰部酸胀，甚至腹痛。这类患者的亲属或许会有多囊肾。

排除各种器质性病变导致的腰痛后，中医医生方可结合患者的其他证候辨证施治，中药牛膝、杜仲、续断、红花、三七、伸筋草等可通过补肾、活血化瘀等作用发挥治疗腰痛的作用。

12. 青少年喉咙痛当心引起肾炎

咽喉疼痛是一种很常见的症状，多由喉咙及口腔黏膜受到刺激引起。常见原因有：病毒、细菌感染引起的口腔或咽部炎症，此外过敏反应、胃酸反流、空气或食物刺激也可引起咽部不适症状。与咽痛有关的疾病有：感冒、扁桃体炎、鼻窦炎、百日咳、咽喉炎、急性肾炎等。一般情况下，咽喉疼痛为自限性症状，只有在少数情况下，咽喉痛意味着更严重的疾病存在，如肾炎、感染性心内膜炎等。

肾炎不是小病，有时侯会源于我们并不重视的感冒。

青少年喉咙痛当心引起肾炎，那么如何区分是一场普通的上呼吸道感染还是肾炎呢，有以下几点值得注意：

症状:

普通上呼吸道炎症,包括:急性咽炎、急性扁桃体炎、以及扁桃体周围炎,多与溶血性链球菌、肺炎双球菌或病毒感染有关。临床表现为咽部干燥、灼热感和疼痛,常伴有全身不适、恶寒、发热、头痛和四肢酸痛。扁桃体周围炎症状与急性扁桃体炎相似,但较严重。咽痛限于一侧,吞咽时疼痛加重,并向同侧耳部放射,脓肿形成后,全身及局部症状加重,咽部疼痛加重。

急性肾炎一般在咽痛或上呼吸道感染后 1~3 周发病,临床表现为:血尿(正常的尿液含有极少量的红细胞,未经离心的尿液在显微镜下每个高倍视野可有红细胞 0~2 个,如果超过此数,即为血尿)、蛋白尿(尿中蛋白质含量增加)、管型尿(尿液中的蛋白质在肾小管、集合管内凝固而形成的一种圆柱状结构物)、水肿、少尿、高血压等一系列临床表现。

检查:

上呼吸道炎症查体可见:咽部充血,或有黏稠分泌物;扁桃体红肿,或表面有脓性分泌物;颈部淋巴结压痛。急性肾炎初期有泡沫尿或茶色尿、洗肉水样。

化验:

上呼吸道炎症可出现血常规炎症或病毒感染证据,血生化示:C 反应蛋白增高、血沉增快等,胸片提示肺部炎症。咽拭子有链球菌感染,或痰培养有细菌、病毒感染等。

肾炎以链球菌引起的上呼吸道感染最为常见,其次为皮肤感染。本病的发生并非因细菌感染肾脏直接引起炎症,而是由链球菌来源的有关抗原与其相应的特异抗体于循环中形成抗原—抗体复合物随血流抵达肾脏,沉积于肾小球基底膜,进而激活补体造成肾小球免疫病理损伤而致病,肾小球基底膜有东西沉积,引起补体去攻击肾小球。有效地治疗咽部炎症,减少咽痛的发生均有益于肾炎的防治。以下列举几种实用有效的咽痛防治方法:

保持室内空气清新,湿度温度适宜,良好的空气能保护咽部黏膜的防御功能,防止功能障碍、咽部感觉异常,减少慢性咽炎的产生。经常接触粉尘或者化学气体的患者,应该采取戴口罩、面罩等防护措施。

有效地保持口腔清洁,及时漱口、刷牙减少口腔疾病的发生。

咽喉疼时应该要注意劳逸结合,多喝水,注意休息,防止患感冒。感冒流行时,少去公共场所,防止交叉感染,必要时进行室内消毒。

吃容易消化的食物,保持大便通畅。还应该要避免烟、酒、辛辣、过冷、过热、带有腥味的刺激食物。

简单的治疗方法:

冰硼散、珠黄散、锡类散或西瓜霜喷剂任选其一,吹于患处。

其他食疗方法:①冰糖蒸柿饼,柿霜润肺,可用于咽干、口舌生疮,以冰糖蒸柿饼可以用于缓解咽痛。②加蜂蜜的热茶。③胖大海适量泡水代茶饮。④蜜汁炖梨,去火止痛。⑤将丝瓜榨汁后,加适量冰糖,蒸热饮用。⑥荸荠萝卜汁:将荸荠、鲜萝卜适量榨汁饮用,以清热利咽,开音化痰。

中药:①五味消毒饮:野菊花 5g、紫花地丁 5g、蒲公英 10g、金银花 10g、天葵子 5g,用开水泡后分次代茶饮;②玄参甘桔汤:玄参 10g、麦冬 15g、桔梗 10g、生甘草 5g,用开水泡后加冰糖适量代茶饮。

青少年多发的急性肾炎一般是个自限性的疾病,但发病时应引起家人的注意,及时送医,平卧休息的同时配合抗感染、降血压、利尿消肿等治疗。少数患者可能迁延为慢性肾炎。

无论是急性肾炎还是慢性肾炎,咽喉痛都可能是疾病发生和发展的诱因。近年来,多数研究表明,感染,特别是咽喉部感染是诱发、加重肾炎的关键环节。成人最常见的 IgA 肾病患者切除扁桃体后,部分患者血尿明显减轻。扁桃体作为咽部的关键免疫器官,参与了多种疾病的发病过程。因此对于罹患急慢性肾炎的患者,都应了解咽部的情况,避免肾炎的加重。

13. 双下肢皮疹当心紫癜性肾炎

老百姓对皮疹的认识多局限于皮肤过敏。感染,服食了致敏的食物、药物，或者接触了油漆等致敏物质后，部分患者双下肢逐渐出现零星的，不高出皮肤的紫红色皮疹（小的出血点），皮疹区域逐渐扩大，甚至可延伸到大腿部、胸腹部。这样的患者常常到皮肤科就诊，通过抗过敏治疗，皮疹逐渐消退，大多数患者认为这就是一次急性过敏的过程，避免再次接触过敏源即可。其实不然，临床诊断为"过敏性紫癜"的患者，每次就医时都应查验尿常规，如果尿常规出现尿隐血、尿红细胞阳性、尿蛋白，提示患者可能罹患了紫癜性肾炎，就应及时到肾内科专科就诊。

紫癜性肾炎是由过敏性紫癜引起的肾损害。过敏性紫癜是一种多系统疾病，由免疫性损害引发全身性坏死性小血管炎，以皮肤、关节、胃肠及肾脏损害为主。双下肢对称性皮疹当心紫癜性肾炎。

（1）诊断依据

1）临床表现：①皮疹：为本病首发和主要临床表现，表现为发生在四肢远端、臀部及下腹部，多对称性分布，稍高于皮肤表面，可有痒感，1~2周后逐渐消退，常可分批出现。从紫癜到肾脏损害间隔时间少于2周。②关节症状：是本病常见症状，特点为多发性、非游走性（即不是全身关节轮换着疼痛），多发于踝关节的关节痛。③胃肠道症状：常可见到，主要表现为腹部不适、腹痛以及腹泻。常见部位为脐和下腹部。腹痛有时可表现为阵发性肠绞痛。④其他：淋巴结肿大、肝脾肿大及神经系统受累如头痛、抽搐和行为异常等。

2）检验：尿常规阳性率不高，仅有 20%~60% 患者能够测出异常。但肾小管方面的检查及肾活检，能发现 90%~100% 的患者出现肾脏损害。

尿视黄醇结合蛋白（RBP）、尿 N- 乙酰 -β-D- 氨基葡萄糖苷酶（NAG）是早期反映小管间质受损的敏感诊断指标，尿 RBP 及 NAG 升高为肾小管损伤的标志。本病典型的肾损害表现为蛋白尿、血尿，部分患者有肾功能下降。

（2）病因：其病因可为细菌、病毒及寄生虫等感染所引起的变态反应，或为某些药物、食物过敏，以及植物花粉、虫咬、寒冷刺激等诱发。其中感染为首位致病因素，据统计约有 1/3 病例起病前 1~4 周有上呼吸道感染史。一些药物因素也不容忽视。如抗生素、磺胺、异烟肼、卡托普利等。此外还有食鱼、虾蟹，冷刺激，植物花粉，油漆，疫苗接种，动物羽毛等原因。

（3）鉴别诊断：本病需要与系统性红斑狼疮、系统性血管炎及原发性 IgA 肾病相鉴别。血清 ANA、抗 dsDNA 及抗 Sm 抗体阳性为系统性红斑狼疮的特异性抗体，血清抗中性粒细胞胞浆抗体（ANCA）阳性常提示系统性血管炎。

少数紫癜性肾炎患者早期仅有肾脏损害而无皮疹及肾外器官受累，类似原发性 IgA 肾病，但前者肾小球毛细血管节段袢坏死、新月体形成等血管炎表现更为

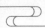

突出。

（4）治疗：紫癜性肾炎治疗原则：与一般肾炎治疗原则相同，急性期注意休息，维持水电解质平衡。但为防止紫癜复发而加重肾脏损害，应注意积极寻找可能的过敏源，避免再次接触。同时预防上呼吸道感染、清除慢性感染病灶。

针对蛋白尿为主的肾损害：可选用血管紧张素转换酶抑制剂（ACEI）和 / 或血管紧张素受体拮抗剂（ARB）类药物降蛋白尿。根据肾活检病理结果或临床蛋白尿及肾功能情况，选用激素、雷公藤制剂、细胞毒药物、硫唑嘌呤或钙调蛋白抑制剂治疗。对于大量蛋白尿者可联合他克莫司口服或联合环磷酰胺（CTX）冲击治疗；血尿明显者可联合吗替麦考酚酯治疗。对紫癜性肾炎出现急进性肾炎时，血浆置换是有益的治疗手段。

（5）预防及护理

1）饮食方面，为防止再次过敏，不吃海鲜；忌食辛辣、刺激性食物，多食新鲜蔬菜和水果，饮食要富于营养，易于消化。

2）患病期间要卧床休息，避免烦劳过度，忌食烟酒。避免寒冷刺激，预防感冒，适量运动，增强体质，预防感染。

紫癜性肾炎的预后与皮疹发作次数，尿蛋白、血尿程度有关，临床应加强随诊。

14. 泡沫尿可能是蛋白尿

临床经常有患者咨询医生:"我的尿里怎么好多泡泡呢? 这是肾炎吗?"随着搜索引擎的普及,老百姓对自己的健康越发重视,大家越来越认识到观察尿液的重要性。到底什么才是病理的泡沫尿呢? 首先我们来认识一下尿中泡沫的产生机制。

泡沫尿的产生与尿液的表面张力增高有关。如果尿液中的各种成分如蛋白、黏液和有机物质增多时,尿液的表面张力增加,就会形成泡沫尿。但并不是所有的泡沫尿都是患病的信号。

泡沫尿有生理性和病理性的区别,生理性的泡沫尿指正常的泡沫尿,其形成多与尿液中混有精液、尿液浓缩、排尿过急形成冲刷力、便池中含有消毒剂或去垢剂等有关。偶尔出现的泡沫尿,多半是生理性的。这样形成的泡沫一般体积大,短时间内自行消退。如果区分不了生理性和病理性,可到医院做相关检查。病理性泡沫尿首先要排除蛋白尿的可能,尿常规检查是较准确、方便的检验方法。病理性泡沫尿的特征是尿液表面漂浮着一层细小的泡沫,不易消失。

(1)蛋白尿通常有以下几种可能:

1)各种急慢性肾小球肾炎或继发性肾损害:各种原发性肾小球肾炎以及糖尿病、高血压、痛风、肝炎等继发性肾脏损害或多发性骨髓瘤、急性血管内溶血、白血病等因血液中出现大量异常蛋白,尿液中也有蛋白漏出,形成蛋白尿。

2)泌尿系统感染:尿路感染、膀胱炎、前列腺炎等泌尿系统感染不仅伴随有尿频、尿急、尿痛等症状,也可以引起尿液中泡沫增多。

3)尿糖增多:如尿液中的有机物质(葡萄糖)和无机物质(各种矿物盐类),也可以使尿液张力增强而出现泡沫,但这种泡沫一般较大,且很快消失。糖尿病病人因血糖升高,继发尿糖升高,容易产生泡沫尿。一般来说,此种泡沫尿持续时间较短,属于尿液中有机物或无机物丰富,正常冲起的泡沫。初步鉴别的方法是,用一小容器盛装,摇晃后,呈现细小而持久的泡沫,为可疑蛋白尿,应及时去医院进行尿液化验检查。

(2)有关泡沫尿的检查方法如下:

1)尿常规检查。

2)24h 尿蛋白定量检查。

3)尿微量白蛋白检测。

4)尿蛋白电泳,包括尿免疫固定电泳检查。

5)尿乳糜试验等。

6)尿视黄醇结合蛋白(RBP)、尿 N- 乙酰 -β-D- 氨基葡萄糖苷酶(NAG)检测。

(3)泡沫尿的注意事项:

尿检阳性的蛋白尿或泡沫尿,是肾损害的表现,但尿液分析没有问题并不能肯定肾脏没有问题,部分高血压或糖尿病肾病早期患者,往往尿常规检查阴性,要多次复查尿液常规或进行尿液肾小管受损的敏感诊断指标如:尿视黄醇结合蛋白(RBP)、尿 N- 乙酰 -β-D- 氨基葡萄糖苷酶(NAG)等的检验。

尿中泡沫是一种重要的提示信号,尽管蛋白尿通常表现为大量泡沫,但泡沫尿并不一定是蛋白尿,正常人在寒冷、高烧、剧烈疼痛、或运动后会出现少量蛋白尿。总之,及时发现,高度重视,专科检查及咨询是正确的选择。

15. 肥胖也要担心肾炎

随着医学知识的普及和宣教,老百姓都知道肥胖与糖尿病、高脂血症、高尿酸血症等代谢性疾病关系密切。但是肥胖对肾脏有影响吗? 近年研究给出了肯定的答案。

自从 1997 年世界卫生组织(WHO)将肥胖明确为一种疾病,肥胖已成为世界关注的热门话题。加州大学的一项研究在《内科学纪事》杂志上称,肥胖与肾衰竭有很大关系,再度肯定了保持苗条身材的重要性,该研究基于对 32 万多人身高与体重情况进行追踪调查,发现即使轻度超重的人患肾衰竭的风险也高于体重正常者,参加者中有 1 471 人得了肾衰竭。肾衰竭意味着肾脏不能及时排出体内多余的毒素和液体,发展至后期需要进行血液透析或者肾脏移植手术。

由肥胖引起的肾脏损伤,称为肥胖相关性肾病,主要诊断依据:①超重或肥胖;②尿常规检查有蛋白尿或微量清蛋白,可出现大量蛋白尿;③肾活检:光镜下示肾小球体积明显增大,伴或不伴局灶节段性肾小球硬化(FSGS),电镜下示上皮细胞足突融合且范围局限;④代谢异常:脂代谢异常、糖代谢异常、内分泌代谢异常、高尿酸血症等;⑤除外其他肾脏疾病。

肥胖作为一种疾病,其诊断标准以体重指数(BMI)作为衡量标准,即体重(kg)除以身高(m)的平方所得的值。中国人正常 BMI 值介于 18.5~23.9 之间,大于 24 为超重,超过 28 即可诊断为肥胖。据美国医学会一项调查显示,中国目前超重和肥胖人口 3.25 亿,增幅超过美国、英国,这个数字在未来 20 年还可能增加一倍,是目前最常见的营养疾病之一。

肥胖的原因主要有以下几方面:

热量过多:随着生活水平提高,人民的饮食结构发生了很大改变。单纯由于营养过剩引起的全身性脂肪过量堆积,占肥胖总人数的 90% 以上。据国际生命科学学会陈春明教授统计,每人每年在体内蓄积的能量高达 9 125kcal,相当于长了 1.25kg 的肉,而 40 年下来,体重将增长 50kg。

运动过少:随着工作、生活方式的改变,无论是大人还是小孩,坐在电脑前的时间越来越长,运动时间越来越少。据统计,加拿大人上网时间是全世界最长的,与 30 年前相比,加拿大少年肥胖比例从 17% 上升到 27%;成年人中,大约每 10 个人即有 6 人体重超标或肥胖。表明运动减少是导致肥胖的一个重要因素。

遗传因素:有研究表明,父母均肥胖的后代有 80% 也是肥胖症患者,而体重正常的父母的后代只有 10% 是肥胖症患者。

肠道菌群失调:上海交通大学赵立平教授的研究显示,长时间、无限制的高脂饮食,可造成小鼠肠道菌群失调,高脂高糖饮食使得内毒素产生菌逐渐成为肠道内的主要菌群,其分泌的内毒素产生的炎症和代谢问题,使机体更容易累积脂肪,从而加重肥胖的产生。

综上所述,我们不难看到,肥胖就是一种生活方式病。目前治疗肥胖相关性肾病有以下几点:

控制体重:减轻体重是治疗肥胖相关性肾病的最有效方法。减肥并无更多的秘诀可言,关键在于坚持如下两点:一是减少高热、高糖、多油、多盐食物的摄入;二是积极参加运动,加强身体锻炼,持之以恒。运动和改变饮食结构可减轻体重,这样可明显减少尿蛋白,减轻肾小球硬化和肾间质纤维化,延缓慢性肾功能不全的进展。减肥无效者可以通过药物及手术来达到减轻体重的目的。

血管紧张素转化酶抑制剂(ACEI)和血管紧张素

Ⅱ受体拮抗剂（ARB）:可用于治疗肥胖相关性肾病患者的尿蛋白,进而达到保护肾脏的目的。

中医讲"肥人多痰湿"。对于代谢失常,罹患肥胖性肾病的患者来说,除了保持健康的生活方式,适度减肥,服用 ACEI/ARB 类药物之外,还可以考虑服用健脾除湿、益气护肾的中药协助治疗。

总之,医生提倡的"管住嘴、迈开腿"的生活方式对身体各个器官都是大有裨益的。

16. 肝炎也要当心肾炎

我想在大家的眼里,肝炎其实就是指代乙肝。但是,其实肝炎除了乙肝之外,还有很多其他的类型,例如甲肝、丙肝、丁肝、戊肝等等,因此肝炎并不仅仅指乙肝。那么为什么在这里我要挑乙肝这个病来谈谈它对肾炎的影响呢? 因为我们国家是一个乙肝大国,是病毒性肝炎的高发区。因此我觉得有必要把它拿出来跟大家分享一下我对肝炎诱发肾炎这个病的认识。

首先,我们先来了解一下什么是肝炎。所谓肝炎就是各种原因引起的肝脏炎症反应所导致肝的功能和结构被破坏,具体机制我就不多说了。那么肝炎患者为什么还得小心肾炎呢?

据 1971 年 Combes 首次报道:一名乙肝患者在肾脏活检的时候发现有乙肝表面抗原（HBsAg）沉积,最后诊断为膜性肾病;1993 年 Johnson 等报道了 8 例丙型肝炎病毒感染患者并发系膜毛细血管性肾炎;最近的研究也表明肾脏中存有丙肝病毒。说明肝炎可以引起肾炎,更加有力的证据是:通过抗病毒治疗,HCV-RNA 转阴,患者尿蛋白可以明显减少。

现在的医学水平还不能完全阐明肝炎会导致肾炎发生的机制。可能与肝炎病毒抗原抗体复合物沉积于肾小球引起免疫损伤、病毒直接感染肾脏细胞、病毒感染导致自身免疫功能失调、细胞免疫、遗传因素等有关。

(1)临床表现:一般是肝炎的症状和肾炎症状合二为一。也就是说,你患有肝炎的病史,又出现了乏力、食欲减退、肝区胀痛和出现了蛋白尿(小便时多伴有泡沫增多),部分病人还会出现血尿、水肿、高血压的症状,最后还可能发生肾衰竭。

(2)治疗:肝炎相关的肾病在临床治疗上是比较棘手的。西医治疗方面:激素又会抑制自身的免疫力。但是对于肾病的治疗,一般是大量使用激素,这样也就会使肝炎病毒复制加快,不利于肝炎的控制了。如果只是治疗肝病,那么肾病现有的问题也得不到解决。因此我们就需要根据具体情况来具体分析,选择一个合适的治疗方案。但是主要的治疗方法有三种:①治疗病毒血症:可以选用干扰素、拉米夫定、阿糖腺苷、恩替卡韦、利巴韦林等;②护肝治疗:选用护肝降酶的药物,如甘草酸二钠、还原型谷胱甘肽、水飞蓟宾、利肝素等;③治疗肾炎:激素和免疫抑制剂能治疗肾炎,但是会抑制机体清除肝炎病毒,所以在肝炎活动或病毒复制时期更不宜使用,因此大部分人不主张用第三种方法。从中医药治疗的角度出发:根据前人总结的经验得出其内外因,内因是正气不足(体虚),外因是湿热疫毒。在中医理论中有肝肾同源,精血相生,故此病治疗多从肝入手。前人经验有:清肝解毒法、养肝滋阴法、平肝潜阳法、疏肝和络法等。

但无论是中医还是西医,都认为肝肾两个脏器都是重要的代谢器官,因此临床上用药应注意药物对两个脏器的影响,同时还要定期复查尿常规、肝功能、肾功能。

17. 糖尿病当心肾损害

随着经济高速发展,人民生活水平的不断提高,人类健康面临的非传染性疾病的威胁正日益加重。尤其是糖尿病和随之而来的合并症更是危害健康的无情杀手,而糖尿病患者数量增长之快更是令人咋舌,称其为洪水猛兽亦不夸张。

据统计,中国糖尿病人数已经达到9 240万(世界第一)。随着其患病人数不断地增加,并发症也逐年上升。肾脏作为重要的代谢器官,血糖高对其带来的影响也是巨大的。据统计,在糖尿病并发症所导致的死亡中,肾病居第二。

刚开始,糖尿病可以无症状,但是逐渐会出现尿蛋白,血肌酐升高,若治疗不及时,会导致肾衰,这将会严重影响生命和生活质量,同时也给家庭带来巨大的经济负担,因此糖尿病肾病的早期诊断和治疗至关重要。

糖尿病肾病的早期诊断:

与原发性肾病不同,糖尿病肾病的早期并无任何症状,微量白蛋白尿是诊断的主要指标(30~300mg/24h),因此在确诊为 1 型糖尿病,再隔 5 年之后,就应该开始定期筛查微量白蛋白尿;2 型糖尿病在确诊后就立即开始定期筛查。

糖尿病的管理:

要想避免糖尿病肾病,就要在患有糖尿病早期的时候就进行防范。方式如下:

改变生活方式:糖尿病患者大部分都是一些营养过剩、缺乏运动的人,因此,合理减轻体重、控制糖类物质的摄入、戒烟、适当运动等对糖尿病的管理至关重要。

控制血糖:血糖的升高会严重影响肾脏的代谢功能。因此,早期开始控制血糖是可以很好阻断其肾病并发症的发生,但是在使用降糖药的同时,应尽量选用不经过肾脏代谢的药物。同时要避免情绪、感染等因素引起血糖的波动。

控制血压:如果你既有糖尿病又有高血压,那么你也要更好地控制你的血压,因为高血压也会引起肾病的发生。治疗方面主要使用血管紧张素转化酶抑制剂和血管紧张素受体阻断剂。如果还不能很好地控制血压,应该和其他类别的降压药一起,务必要把血压控制好。目标血压:尿蛋白 >1g/d,血压应降至 130/80mmHg 以下;尿蛋白 <1g/d,血压应降至 125/75mmHg 以下。

适当控制其他物质的摄入:食盐 <7g/d,肾衰患者,还应该减少水分的摄入。如果糖尿病患者出现血肌酐的升高,则需要注意蛋白质的摄入(蛋白质 ≈0.6~0.8g/kg),以减少肾脏的负担。

摄入充足的维生素、微量元素:特别是维生素 B、C 和锌、钙、铁等,这些对肾脏有保护作用。

除此之外,糖尿病肾病因为有一定的遗传背景,所以在年轻的时候就应该做好饮食均衡,加强锻炼,减少糖尿病发生的概率。

18. 高血压当心肾损害

目前,全世界成人高血压病人数已超过 11 亿,占总人口的 18%。其中,我国高血压人数为 1.6 亿,占总人口的 18.8%,已成为一个高血压大国,而高血压的治疗率约为 24.7%,控制率仅为 6.1%,这是一组惊人的数字。

高血压是一个隐形的杀手。长期得不到控制的高血压对肾脏的损害是巨大的,是引起慢性肾病发生发展的主要原因,甚至还会发展到尿毒症。现在的主要原因是很大一部分患者并不知道自己患有高血压,以致就诊时肾脏的损害已经发展为不可逆转的地步了。

轻、中度的高血压对肾脏的损害是非常缓慢的,所以年龄越大,患病的概率就越大。由于肾脏有自我修复功能,所以相当一段时间内,肾脏并不会出现结构和功能的改变,所以容易被人们所忽略。但是,如果肾脏自身调节的功能减退后,就会出现相应的肾脏损害,随着病情的进一步发展,一般 5~10 年后会出现肾动脉硬化,进而出现肾衰竭。还有一种恶性高血压的情况就是:突然间,舒张压超过 130mmHg,则可能出现急性肾衰竭,其病情非常凶险。此类疾病以青、中年为主。

如何早期发现高血压肾损害?

高血压造成的肾损害主要表现为蛋白尿和血肌酐的升高。但是在早期的时候,临床上可以表现为夜尿增多,尿有泡沫(蛋白尿引起)。所以当夜尿增多时,高血压患者应该尽早去肾病专科做相应的检查,这样才能尽早确定是否是由高血压引起的肾损害。

如何预防高血压肾损害?

(1)最主要的方法是有效控制好高血压。靶目标:年龄≥60 岁患者,血压应降至 150/90mmHg 以下;年龄 <60 岁患者,血压目标为 140/90mmHg 以下。目前可供选的降压药有:利尿剂、β 受体阻滞剂,α 受体阻滞

剂,钙离子拮抗剂,血管紧张素转换酶抑制剂(ACEI),血管紧张素Ⅱ受体拮抗剂(ARB)等,其中 ACEI、ARB 可改善肾脏的血流动力学,有降低尿蛋白的作用,临床上应用更为广泛。

(2)保持心情舒畅:精神紧张时,交感神经就会兴奋,儿茶酚胺分泌就会增加,而儿茶酚胺会使肾脏血管收缩导致血压升高,对肾脏造成损害。所以在生活上要合理安排工作和休息的时间,保证足够的睡眠时间和舒畅愉快的心情,这样对血压的控制也是有好处的。

(3)低盐饮食:食盐过多是引起中国人高血压的主要原因之一,因此,应该限制食盐的摄入,以达到控制血压在一个相对安全的水平。有专家建议食盐的摄入量大概是 2.3g/d,这有助于高血压的控制。

(4)定期检查:高血压的患者应该定期到医院去检查肾小球及肾小管功能,如尿常规、肾功能、尿微量白蛋白、尿 β2- 微球蛋白等。如果已经有夜尿增多等症状,应立即去医院做全面检查,以尽早确诊。

19. 当心解热镇痛药引起肾损害

解热镇痛药,是我们常说的"止痛药",常见的有乙酰氨基酚、布洛芬、尼美舒利、塞来昔布、吲哚美辛、阿司匹林等。在医学上称为非甾体抗炎药,它们在解热镇痛的同时也有显著的抗炎、抗风湿作用。一般老百姓们的"感冒,头疼脑热"时,都是服用这一类药来镇痛退热的。但是这一类药都是有一定毒副作用的,例如:消化道黏膜溃疡,严重者甚至会胃出血、血小板减少性紫癜和支气管哮喘等。更严重的可能会发生在经常使用止痛药的患者,他们可能会出现肾乳头坏死或间质性肾炎,最后还可能出现肾衰竭,在医学上称为止痛药性肾病。发病年龄在 50 岁左右,女性发病率为男性的 4 倍。

止痛药性肾病一般起病十分缓慢,经常因头痛、肌肉痛、关节痛等慢性疼痛疾患长期服药引起。病人如果逐渐出现尿多,夜尿及频渴等症状,表明肾脏浓缩功能已发生减退。此时应该同时注意尿颜色及清晰度的变化,因为这可能是因为肾乳头坏死,组织脱落导致脓尿的形成。如果还出现发热,畏寒,腰痛以及尿频、尿急、尿痛等泌尿道的症状时,可能是合并泌尿道的感染,发展为急性肾小球肾炎,甚至可能会引起败血症,诱发感染中毒性休克而出现生命危险。有时因为肾乳头坏死,组织脱落堵塞肾小管、输尿管而引起肾、输尿管绞痛和形成血尿。甚至一些病人会出现血压的升高或急性心力衰竭。因为一直到晚期都很少出现浮肿的现象,所以很多人往往会忽略它。

所以一旦确诊为止痛药性肾病后,首先要停服一切非甾体抗炎药,并且禁用对肾脏有损害的其他药物。对于那些因为肾乳头坏死组织脱落引起尿路梗阻的患者,可手术取出脱落的组织。应注意的是,有不少病人因长期使用止痛药,已经成瘾,所以戒断时应注意使用精神支持疗法。

我们应该坚决避免滥用止痛药,如果是病情需要的,应在服药时多喝水,以增加尿量,有利于药物的溶解而不至于结晶析出损害肾组织。但是要定期进行泌尿系统的检查,以防止痛药肾病的发生。

20. 当心抗生素引起肾损害

近年来,由于各种抗生素的广泛应用或滥用,不仅仅导致了超级细菌的产生,而且也导致了肾损害的病例日趋增加。据统计,约有 20% 肾衰竭与应用肾毒性药物(包括抗生素)有关。如今,药源性的肾损害成为十分重要的问题。

为什么抗生素会引起肾损害呢? 这是因为大部分的抗生素都是经过肾脏代谢排泄的,它们直接或间接的肾毒性引起肾脏的损害,造成肾脏固有的细胞受损,从而引起慢性肾功能不全。如果之前就有肾病的话,就更容易加重其病情。那么,抗生素是如何引起肾损害的呢? 我总结出来的有以下几点:

(1) 直接或间接造成细胞损害,药物浓度和剂量越大,肾毒性作用越强。

(2) 由于过敏反应而引起肾损害。

（3）药物的代谢物在尿路发生结晶析出,引起尿路梗塞,导致肾损害。

抗生素引起肾损害的表现有:

（1）急性肾小管坏死:如氨基糖苷类抗生素所致。

（2）肾小管 - 肾间质疾病:如青霉素等引起的急性间质性肾炎、两性霉素 B 引起的肾小管性酸中毒及过期变质的四环素引起的范可尼综合征。

（3）肾小球肾炎、肾病综合征和血管炎:如磺胺类药物引起的血管炎。

哪些抗生素会引起肾功能的损害呢? 目前已知的肾毒性抗生素种类如下:

（1）有一定肾毒性的抗生素有:新霉素、两性霉素 B、头孢噻啶、头孢来星。

（2）易引起肾损害的抗生素有:氨基酸苷类如庆大霉素、阿米卡星、链霉素、妥布霉素、多黏菌素、万古霉素、四环素等。

（3）可引起肾损害的抗生素有:青霉素类抗生素,还有头孢菌素Ⅳ、头孢菌素 V、头孢菌素Ⅵ,金霉素,利福平等。

（4）不引起或较少引起肾损害的抗生素有:红霉素、氯霉素、林可霉素、强力霉素、乙胺丁醇等。

随着临床研究的深入,还有更多的肾毒性抗生素正逐步被发现和挖掘。

该如何预防抗生素引起的肾损害呢?

（1）严格按照说明书用药，未征得医生同意，不要擅自改变服用剂量。

（2）老人、儿童、某些慢性病患者，应在医生指导下酌情减少药量。

（3）需要长期服用抗生素患者，应定期复查肾功能检查。

（4）有肾脏基础疾病患者，应在肾内科医生指导下，避免使用肾毒性抗生素。

（5）抛弃"抗生素是保险药，用药时间越长抗菌效果越好"的错误观点。

21. 当心马兜铃酸中药引起肾损害

随着中草药的不断研究和发展，其治疗效果也逐渐赢得了世界的肯定。且相当一部分人认为"中药副作用小、治不好也不会有坏处，可以长期使用"。但是这个观点是错误的，是药三分毒。随着医学科学技术的发展，中药的副作用也逐渐被发现。

在 1993 年，因为 2 名女性服用"苗条丸"出现进行性肾衰竭，后期人们发现大多数能造成肾损伤的草药中都含有马兜铃酸成分，因此命名为"马兜铃酸肾病"。1998 年在比利时也发现了因为长期食用被马兜铃酸类植物的花粉污染的面粉而致使 100 多人患有马兜铃酸肾病，其中更是有 1/3 的患者需要接受肾脏移植。

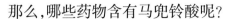

那么,哪些药物含有马兜铃酸呢?

经过研究,发现含有马兜铃酸的中草药有:关木通、广防己、青木香、天仙藤、马兜铃、寻骨风、朱砂莲等。令人遗憾的是,仍有很多不懂肾内科知识的游医仍在使用含有马兜铃酸成分的中药,人为增加了马兜铃酸肾病发生的概率。

马兜铃酸肾病的临床表现与服用马兜铃酸剂量、时间和病程及肾脏基础疾病有关,但临床主要以急性和慢性肾功能不全为主,极少数表现为单纯性肾小管功能障碍。此外,马兜铃酸肾病容易伴发泌尿系肿瘤。

临床诊断马兜铃酸肾病一般需要以下条件:

(1)有服用马兜铃酸的草药或者在药物中检测到马兜铃酸。

(2)临床上表现为肾功能不全、严重的贫血和肾小管功能障碍(小分子量蛋白尿、肾性糖尿、氨基酸尿或Fanconi综合征),无或少量红细胞尿(但在肾小球疾病基础上发生马兜铃酸肾病时,仍可有蛋白尿和血尿)。

(3)肾脏病理改变:就是在镜检下能看到的肾脏结构的改变。急性马兜铃酸肾病除广泛或片状肾小管上皮细胞坏死外,小管基底膜裸露及无肾小管细胞再生是相对特征性的病变。慢性马兜铃酸肾病突出表现为皮质区或皮髓交界处广泛间质纤维化和肾小管数量减少,无明显细胞浸润。

（4）排除其他原因引起的肾小管间质疾病,如药物、自身免疫性疾病、单克隆免疫球蛋白沉积病、肾缺血等。

除此之外,还需要鉴别马兜铃酸引起的急性肾小管坏死与其他原因引起的中毒性急性肾小管坏死相鉴别,而鉴别的主要依据是要通过显微镜下的病理变化。

因此,在日常生活中应注意避免擅自采摘中草药食用,如果要用,就必须去请教专科医生,在其指导下才能使用。另外,常见的如草乌、朱砂、雄黄、泽泻、甘遂等,虽然不含马兜铃酸,但是因其部分成分对肾脏也有一定的损害,所以临床也应谨慎使用。

22. 尿频尿急当心尿路感染

尿频是指尿的频次增多。尿急是指排尿有急迫感,迫不及待,不易控制,尿意一来,即须尽快排尿,不可稍有懈怠。突然出现尿频尿急的症状,不要忽视,这可能是尿路感染。

正常情况下,尿道口周围会有少量的细菌进入尿道及膀胱,但是由于在排尿时,不断冲刷尿道,把细菌冲走。同时,尿道和膀胱黏膜的抗菌能力、前列腺液(男性)及白细胞的抗菌作用等,进入膀胱的细菌可以很快就被清除掉。

那么什么情况容易引起尿路感染呢?

（1）憋尿及尿路梗阻：大部分的尿路感染与经常憋尿有关,因为长时间憋尿,尿液就会在膀胱内停留过久。如果尿液不能及时排出去,细菌就容易在膀胱中繁殖,那么就容易引起膀胱炎。同样,结石、前列腺增生、肿瘤等也可以压迫尿道,导致尿液排出困难,这样细菌同样不能被冲洗清除,就会大量繁殖而引起感染。对于久坐、憋尿的人群（司机、白领等）,要注意改变生活方式,多饮水,不憋尿。

（2）性别与性生活：女性的尿道短,尿道口距离肛门较近,容易发生尿路感染。性生活的时候,会将尿道口、肛门口的细菌挤压入膀胱引起尿路感染。在调查中发现,女性尿路感染中,有相当多一部分是因为性生活引起的。还有研究表明,大肠杆菌是膀胱炎最常见的杆菌,因此同房后立即排空小便,这样绝大部分的细菌就会被带走,就可以减少尿路感染的发生。

（3）免疫力低下者容易增加感染的风险。如果你患有糖尿病、艾滋病、长期卧床或长期使用免疫抑制剂等。

（4）其他如妊娠、医源性因素（反复尿道操作）、泌尿系统结构异常（如尿路结石、肿瘤、尿路畸形等）、遗传因素等也可能引起尿路感染。

尿路感染的症状有什么呢?

尿路感染的症状主要表现为膀胱炎和肾盂肾炎。膀胱炎的症状为:尿频、尿急、尿痛、尿不适、下腹疼痛的症状,部分还会出现血尿。急性肾盂肾炎的症状主要为:除上述症状外,还会出现发热、寒战、头痛、全身酸痛等症状,以育龄期妇女多见。慢性肾盂肾炎可以表现不典型。但是不一定尿路感染就一定有尿路感染的症状,因为还存在一种称之为无症状性细菌尿,这种患者一般是真菌性感染。

当然我们要明确一点就是:尿频尿急不一定就是尿路感染,它还可能是尿道综合征,肾结核或者膀胱括约肌过度活动所致。

那么大家肯定很想知道如果出现了尿频尿急应该怎么办?

出现尿频尿急多数是感染所引起,那么只要去医院验一个尿常规和尿液细菌学的检查,就可以得出诊断。一旦确诊为尿路感染,你需要做的就是多休息、多喝水、勤排尿以及短期内服用有效的抗生素。如果还伴有血尿明显者,可口服碳酸氢钠片以碱化尿液、缓解症状,同时也可以抑制细菌的繁殖。中药方面,凤尾草、车前子、白茅根等利尿通淋的药物对尿路感染的治疗效果也是很明显的。

症状消失并不代表治愈。当你感觉尿路感染的症状消失了,必须在治疗过程中检测尿液的细菌阴性以及疗程结束后的 2 周、6 周后复查结果也为阴性才算治愈。但是对于那些尿路感染反复发作的患者来说,必须要查清楚感染的病因,及时清除病发因素,并通过扶正类的中药,提高尿道黏膜的免疫力,才能从根本上解决问题。

如何预防尿路感染? 主要有以下几个方面:

(1) 多喝水,勤排尿。

(2) 注意会阴部的清洁。

(3) 与性交有关的尿路感染,应于性交后立即排尿,反复发作者应在医生的指导下小剂量长程服用抗生素疗法。

(4) 尽量避免尿路器械的使用,必须使用时,应严格无菌操作。

23. 喝水少当心尿路结石

尿路结石指位于肾、输尿管、膀胱及尿道的结石。随着人们生活水平的不断提高,尿路结石的发病率也不断地上升。尿路结石是泌尿科常见的多发疾病,以青壮年为主,男性多于女性,夏秋季多见。

尿路结石的主要症状是疼痛和血尿,疼痛位置与结石所在位置的表面投影是一致的。但是也有少数病人可长期无自觉症状,或仅有轻微的腰痛。肾结石的典型表现是肾绞痛;输尿管结石主要症状是与活动有关的疼痛和血尿(即疼痛和血尿与运动有关);膀胱结石典型表现为排尿突然中断并伴疼痛,有膀胱刺激征(尿频、尿急、尿痛等);尿道结石的典型表现是急性尿潴留伴会阴部的剧痛,亦可表现为排尿困难及尿痛。较大结石多为患侧钝痛和隐痛,活动后加剧;较小结石,一般出现阵发性的绞痛,可因某个动作而疼痛突然终止或缓解。少部分患者还会出现胃肠道症状、贫血等。由于梗阻,尿液排出不畅,可引起肾积水,肾皮质受到积水的压迫变薄,最终甚至可发展到肾衰竭,这是结石最严重的结局之一。

结石的形成与多方面的因素有关,例如食物、水质硬(矿物质多)、饮水少、运动少、遗传、机体代谢功能等,但主要的原因是饮水少所导致的。因为饮水少,尿液浓度过高,尿液中的盐类和其他矿物质就会析出形成沉淀沉积,最后形成结石,堵塞尿路。在《尿石症患者饮水状况调查与相关护理对策》的调查中也验证了这一观点。同样,如果长时间不喝水或者憋尿,尿液中的有毒物质不能及时通过肾脏排出,在尿路中停留的时间长,就更加容易引起结石。

因此,多喝水是预防结石最好的办法,因为它可以稀释尿液,加快尿液的排泄。饮水总量为 2 000~3 000ml/d,儿童酌情减量,夏季增加饮水量,以尿液呈浅黄色或者无色为准。结石成分排泄多在夜间或清晨出现高峰,所以结石患者,除了白天饮水外,睡前、睡眠中起床及排尿后也需要饮水。结石患者在白天,除了喝水之外,还需要做 20min 左右的直立跳跃运动(跳绳、上下楼梯等),有利于尿内结晶的排出和结石的往下移动,有利于结石的排出。

　　在中草药方面,金钱草、海金沙、鸡内金、车前子、石韦等利尿通淋药物不仅有利于结石的排出,还能防止结石的再次生成。但是目前尚无任何一种药物能完全阻止结石的形成,故尽可能多饮水是防止肾结石形成的最好方法。

第四章

患了肾病怎么办

1. 肾病怎样分类

肾病是一个笼统的概念,广义上来讲,只要有肾脏损伤,都可称为肾病。

按肾功能损害进程的快慢可分为急性肾衰竭和慢性肾衰竭。按其病变发生的部位可分为肾小球疾病、肾小管疾病、肾血管疾病和肾间质疾病。

肾小球疾病,主要可分为以下几类:

(1)原发性肾小球肾炎(即肾脏本身出现问题,不是由其他疾病引起的,或找不到引起肾脏病的原因),常见的有:①急性肾小球肾炎;②慢性肾小球肾炎;③急进性肾小球肾炎;④隐匿性肾小球肾炎;⑤肾病综合征等。

(2)继发性肾小球肾炎(即患者先得了某种疾病,由这个疾病引起或诱发的肾炎),常见的有:①系统性红斑狼疮性肾炎;②过敏性紫癜肾炎;③糖尿病肾病;④乙型肝炎病毒相关性肾炎;⑤类风湿性关节炎肾损害;⑥高血压肾损害等。

(3)遗传性肾小球病(即遗传变异基因所导致),如 Alport 综合征、良性家族性血尿等。

肾小管疾病,常见的有:①肾性糖尿;②肾性尿崩症;③肾小管性酸中毒;④肾小管对钠、钾转运障碍相关疾病。

肾血管疾病,常见的有:①肾动脉狭窄;②肾动脉栓塞和血栓形成;③小动脉性肾硬化症(良性小动脉性肾硬化症、恶性小动脉性肾硬化症);④肾静脉血栓形成。

间质性肾炎,常见的有:①急性小管间质性肾炎;②慢性小管间质性肾病。

其他类型的肾脏疾病:

泌尿系统感染性疾病,常见的有:①尿路感染;②肾结核等。

肾结石和梗阻性肾病,常见的有:①肾结石;②梗阻性疾病。

囊肿性肾病和肾脏肿瘤,常见的有:①多囊肾;②肾囊肿;③肾脏肿瘤。

妊娠与肾脏疾病,常见的有:①妊娠期高血压性肾病;②妊娠期尿路感染。

老年肾脏病,常见的有:①老年期肾功能不全;②老年尿路感染。

药(食物)源性肾损害,常见的有:①药源性肾损害,包括西药、部分中草药等;②食物性肾损伤,进食了肾毒性的食物引起肾损害。

中医对肾病的分类主要集中在证候表现上,主要包括水肿、关格、癃闭、尿浊、淋证、虚劳等。各种肾脏疾病都可能出现上述证候。

2. 治疗肾病的主要方法

肾脏疾病依据其病因、发病机制、病变部位、病理诊断和功能诊断的不同,有不同的治疗方法,主要的治疗原则包括去除诱因,一般对症支持治疗,抑制免疫及炎症反应,防治并发症,延缓肾脏疾病进展和肾脏替代治疗。

抗炎、免疫抑制治疗:大部分肾脏疾病与人体免疫功能紊乱、炎症反应有关,炎症与炎症因子有关,白细胞大量繁殖攻击炎症因子;免疫功能紊乱指人体免疫细胞攻击自身正常的细胞。所以需行抗炎、免疫抑制治疗,消灭炎症因子,抑制免疫细胞功能。此类药物主要包括糖皮质激素(如泼尼松片、甲泼尼龙片等)、免疫抑制剂(如环孢素、他克莫司、霉酚酸酯等)。

饮食治疗:很多肾病患者都是在不知不觉中"吃"出来的,首先应尽量避免进食含有肾损害的食物。水肿明显的肾炎患者,应该注意盐的摄入,每天以不超过 6g 为宜。对于慢性肾衰竭的患者,应该减少蛋白质的摄入量，一日蛋白摄入量不超过 40g，大约合主食 200g，瘦肉 50g，一个鸡蛋，100g 酸奶。优质低蛋白能够减少尿素氮的产生，减轻尿毒症毒素引起的症状，优质蛋白指鸡蛋、牛奶、奶制品、肉类等，少吃鲜豆类、豆制品。另外还应当注意减少磷的摄入量，如少吃海带、花生，可以改善机体钙磷代谢的紊乱。

降压治疗：肾脏病患者常合并有高血压，如慢性肾衰竭患者有 90% 可出现高血压，高血压是肾脏损伤的一种因素，积极有效地控制血压对于肾病的延缓具有一定的作用。常用的降压药物有依那普利、缬沙坦、氨氯地平、硝苯地平缓释片等。

降蛋白尿治疗：蛋白尿不仅是肾脏损伤的一种结果，其本身对肾脏亦有一定的损害作用，因此，不仅要重视病因治疗减少蛋白尿，也要重视对症治疗，直接减少蛋白尿的排泄。常用的有血管紧张素转化酶抑制剂或血管紧张素 II 受体拮抗剂类药物。

上述治疗是针对肾脏损伤而言，若患者进入到慢性肾衰竭期，身体器官出现各种并发症时，则应更针对各个脏器、各种病因进行治疗。此时需要专科医生根据患者的实际情况对药物进行调整。

肾脏替代治疗：替代治疗是终末期肾脏病患者唯一有效治疗方法，主要包括腹膜透析、血液透析、肾移植。

中西医结合治疗：中医的辨证论治为肾病防治提

供了又一治疗手段,不仅可以明显地增加治疗效果,而且能有效减轻一些西药的毒副作用,改善患者的预后。一些中药如大黄、雷公藤、黄芪等的作用也得到了大量实验研究的证实,现已成为防治肾病的有效方法。临床上常用的治疗慢性肾炎的中成药包括:肾炎康复片、金水宝胶囊、百令胶囊、黄葵胶囊、昆仙胶囊、海昆肾喜胶囊等。用于治疗慢性肾衰竭的中成药包括:尿毒清颗粒、金水宝胶囊、百令胶囊等等。值得一提的是,对于多种肾病引起的血尿,尚缺乏有效的药物。部分中药,如小蓟、大蓟、墨旱莲、女贞子、仙鹤草、茜草、紫草、蒲黄等中药,尤其是制成炭剂,对治疗血尿有较好的作用。

从古至今,中药治疗肾病已有几千年的历史。随着大数据时代,分子医学时代的到来,越来越多的中药作用机制被认识、被揭示,中药现代化和改良的制剂将为越来越多的肾病患者带来福音。

3. 哪些属于难治性肾病

难治性肾病有广义和狭义的概念之分。广义上,难治性肾病是临床各种治疗手段难以奏效的多种肾脏疾病。狭义地讲,难治性肾病是难治性肾病综合征,即在足量激素治疗 8~12 周以上病情仍未缓解的肾病综合征。临床也称为激素抵抗型肾病综合征。下文我们将着重探讨广义的难治性肾病。

肾脏病的种类多,难治性肾病包括部分原发性肾小球肾炎:急进性肾炎(RPGN),持续加重或反复急性发作,或家族聚集性的 IgA 肾病(IgA 肾病),激素依赖型、激素抵抗型微小病变肾病(MCD),反复发作、激素抵抗型的膜性肾病(MN),局灶节段性肾小球硬化(FSGS),膜增生性肾小球肾炎(MPGN)等。从病理类型上看,局灶节段性肾小球硬化(FSGS)、膜增生性肾小球肾炎(MPGN)临床治疗较为棘手。急进性肾炎各型对治疗的反应不同,需激素冲击或血浆置换治疗,但总体预后较差。中国人最常见的 IgA 肾病肾脏病理表现多样,病理上表现为多灶性间质纤维化、系膜重度增生、球囊粘连、新月体形成或伴足细胞病变等,提示疾病治疗效果欠佳,预后不良。IgA 肾病病理分级方法有 Lee 氏分级、Haas 分级、牛津分型等,一般而言病理分级越高,治疗越棘手,预后越差。原发性 FSGS 激素治疗起效慢且作用不明显,各种病理类型中,塌陷型FSGS 治疗效果最差。对于原发性 MPGN,尚无有效治疗方法,表现为肾病综合征的患者一般预后较差。

而在继发性肾病中,部分肾脏疾病可在治疗原发病的同时得到缓解,但部分继发性肾病临床治疗棘手,预后较差。如:肾淀粉样变性病、糖尿病肾病、狼疮性肾炎、乙型肝炎病毒相关性肾病、原发性小血管炎肾损害、抗肾小球基底膜病、多发性骨髓瘤肾脏损害、反复发作的过敏性紫癜性肾炎等临床疗效较差。

遗传性肾脏病中,Alport 综合征、Fabry 病、先天性肾病综合征、遗传性肾小管疾病等缺乏良好的治疗手段,而薄基底膜肾病目前认为预后较为良好。

肾间质疾病中,与代谢、免疫相关的慢性间质性肾炎缺乏好的治疗方法,临床预后较差。

囊肿性肾脏病中,多囊肾缺乏良好的治疗方法,长期预后较差。单个肾囊肿、肾盂囊肿一般预后较好。

上述多种肾脏疾病中,肾脏病理呈现肾小球、肾小管、间质慢性化改变时,临床治疗效果较差,预后较差。值得注意的是,难治性肾病在所有肾脏病中所占比例并不高,有些疾病以往认为难治,但随着免疫抑制剂的应用,大规模循证医学的介入和有益的中草药的干预,往往可显著缓解甚至逆转。

4. 哪些肾病不需要特殊治疗

肾病涵盖的病种较多,一般而言,各种肾病都需要专科治疗。急性肾小球肾炎是唯一能够自愈的肾脏疾病,一般多见于小儿、青少年感染后。虽然急性肾小球肾炎有一定的自限性,但并不等于所有急性肾小球肾炎患者无需治疗,忽视急性期病变还可能导致疾病迁延不愈,甚至发展为慢性肾小球肾炎。

临床对于病理类型轻,且临床表现轻的慢性肾病

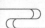

患者,如少量的血尿,病理类型提示为轻度系膜增生等,可通过改变生活方式,减少感染,定期随访等方法防止疾病进展。

由于肾小管上皮细胞强大的修复功能,部分由血容量不足、梗阻、或药物引起的急性肾损伤,在及时合理的治疗后,肾脏的功能可以逐渐恢复正常,后期无需持续治疗。

药物引起的急性间质性肾炎,在寻找到过敏源后,应立刻停用致敏药物。部分患者可以在短期激素治疗后,逐渐恢复正常。后期无需持续用药。

其他如直径<5cm,未牵拉肾脏包膜的肾囊肿,肾穿及基因检查证实的薄基底膜肾病等,临床以复诊、随访为主,无需特殊治疗。

虽然有些肾脏疾病具有自愈倾向,如微小病变、膜性肾病等,但若病情需要,还是应在急性期积极治疗,病情完全缓解后,临床以随访观察为主,防止疾病复发。

妊娠相关性肾病一般预后良好,孕妇生产后,多数患者病情可逐步恢复,后期无需特殊治疗。

5. 什么情况下可以行肾穿刺活检

肾穿刺活检术也称肾穿刺或肾活检。由于肾脏疾病的种类繁多,病因及发病机制复杂,许多肾脏疾病的临床表现很轻,可实际肾脏病理改变并不轻;有的则是临床表现重,肾脏病理相对轻微。这样的矛盾给临床治疗带来了难题。为了明确肾脏病的病因病理,进一步确诊患者所患的具体病种,从而指导治疗和判断预后,这时就需要做肾穿刺活检术。近年来,由于肾活检技术的改进,经 B 超引导下肾活检术已经极大地提高了穿刺准确性和安全性,该技术逐步得到了较广泛地开展,其诊断的准确度也大为提高。

概括起来,肾穿刺检查的临床意义主要有以下几点:

(1)明确诊断:通过肾穿刺活检术可以使一部分患者的临床诊断得到修正。

(2)指导治疗:通过肾穿刺活检术可以使一部分患者的临床治疗方案得到修改。

(3)估计预后:通过肾穿刺活检术可以更为准确地评价肾脏病患者的预后。

另外,有时为了了解治疗的效果或了解病理进展情况(如新月体肾炎、狼疮性肾炎及 IgA 肾病等)还需要进行重复肾脏穿刺。

所以,为了明确诊断,指导治疗或判断预后,在无穿刺禁忌证时的情况下,内科各种原发、继发及遗传性肾实质疾病(尤其是弥漫性病变)皆可进行肾穿刺检查。

(1)肾病综合征,当肾病综合征的病因不明,需排除是否由全身性疾病所导致者。

（2）肾小球肾炎肾功能减退较快者，需要肾活检以确定其肾损害的病理类型。

（3）急进性肾炎综合征，肾活检可发现炎症及免疫沉积物的形态及其程度，这对急进性肾炎的早期诊断和治疗非常重要。临床表现不典型的原发性急性肾炎或急性肾炎数月后不愈可能导致肾功能下降。

（4）原发性肾病综合征见于成人者最好能在用激素前做肾活检以确定其组织类型，以免盲目使用激素引起副作用，特别是治疗无效者更要进行肾活检。

（5）血尿患者经过各种检查排除了非肾小球性血尿后，未能确立诊断者可考虑做肾活检，对于持续性血尿无临床表现以及血尿伴有蛋白尿，24h尿蛋白定量大于1g者应做肾活检。

（6）单纯蛋白尿持续时间较长而无任何症状者，采用肾活检可明确其病理类型，以利于用药及判断预后。

（7）狼疮性肾炎、肾性高血压、急性肾衰竭、慢性肾衰竭不明原因者可进行肾活检以帮助诊断。

（8）移植肾：①肾移植后肾功能明显减退原因不清时；②严重排异反应决定是否切除移植肾；③怀疑原有肾脏病在移植肾中复发。

肾活检是一种创伤性检查，选择活检时不但需要掌握好适应证，还要认真排除禁忌证。

绝对禁忌证：①有明显出血倾向；②重度高血压；③精神病或不配合操作者；④孤立肾；⑤小肾。

相对禁忌证：①活动性肾盂肾炎、肾结核、肾盂积水或积脓、肾脓肿或肾周围脓肿；②肾肿瘤或肾动脉瘤；③多囊肾或肾脏大囊肿；④肾脏位置过高（深吸气肾下极也不达第 12 肋下）或游走肾；⑤慢性肾衰竭；⑥过度肥胖；⑦重度腹水；⑧心功能衰竭、严重贫血、低血容量、妊娠或年迈者。

临床上，对于蛋白尿持续 1 年以上，或短期内血尿加重，或肾功能短期内显著升高的患者，或治疗效果不好，或治疗后反复发作的肾病患者，建议行肾穿刺检测。需注意的是，绝对禁忌证和相对禁忌证不是一成不变的，如果医生考虑肾活检对诊断，特别是对治疗的意义大，即使有禁忌证也可以考虑纠正那些禁忌情况后（如纠正贫血、改善心脏功能、抗感染、提高穿刺技术等）进行穿刺。如果医生考虑肾活检的意义小，即使病人强烈要求，医生也不会进行肾穿刺。

6. 肾穿刺会伤害身体吗

肾穿刺活检是一种创伤性检查，目前满足肾脏病理学检查要求需要至少两条长约 2cm、细牙签粗细的肾组织，因而肾穿刺活检属于一种有创检查。然而某些肾脏疾病的长期存在对人体肾脏损伤更大，在很多情况下,不进行肾穿刺活检只能盲治,无法做到对因治疗,亦无法判断预后。国内已有相关资料显示,蛋白尿达到肾病综合征(即大于 3.5g/d)程度的患者平均 54.8 个月即出现进行性的肾衰竭。前文谈到,肾脏的功能是很强大的,每个肾脏大约有 100 万个肾单位(组成肾脏结构和功能的基本单位),一次肾穿刺提取的肾单位最多不超过 50 个,如果没有严重肾穿刺并发症的发生,肾穿刺对人体的伤害微乎其微。

当然,尽管肾穿刺技术不断改进,安全性越来越高,但并发症仍不可能完全避免,主要的并发症有:

(1)血尿:镜下血尿发生率几乎为 100%,常于术后 1~2 天消失,无需处理。当肾穿刺针穿入肾盏或肾盂后,可以出现肉眼血尿,大多于 1~3 天后消失。绝大多数肉眼血尿不会引起血压心率的变化,也不会引起血红蛋白下降,无需输血,仅延长卧床时间即可。此时应鼓励患者多饮水,保证尿路通畅,对肾功能不全的患者应避免过度饮水造成心衰,同时注意排尿情况。极个别患者出血严重时,应输血或输液,监测血压和血红蛋白。若经过抢救仍不能维持血压者,应考虑行选择性肾动脉造影,以明确出血部位,并决定是否需要进行动脉栓塞治疗,需要采取外科手术方法进行肾全切或次全切的情况非常罕见。

(2)肾周血肿:肾周血肿的发生率为 60%~90%,一般较小,无临床症状,多在 1~2 周内吸收。较大血肿少见,最近有人统计仅 1.9%,多因肾撕裂或穿至大中血管尤其是动脉造成,多在穿刺当天发生,表现为腹痛、腰痛、穿刺部位压痛或较对侧稍膨隆,穿刺侧腹部压痛、反跳痛,严重时血压下降、血细胞比容下降,行 B 超检查可进一步证实,一般采取保守治疗,此时应限制病人的活动,生活上给予适当的照顾,适当延长卧床时间。若出血不止,可手术治疗。

（3）腰痛：发生率为 17%~60%,多于 1 周内消失。多数病人服用一般止痛药可减轻疼痛,但合并有肾周血肿的病人腰痛剧烈,可给予麻醉性止痛药。

（4）动静脉瘘。

（5）损伤其他脏器、感染：肾穿刺技术开展之初,尚可见到损伤其他脏器、感染等并发症,现在随着肾穿刺技术的进步,这些并发症已几乎见不到。

除了上述可能的并发症和技术失败,长远来讲,肾穿刺对肾脏及其他脏器几乎是无害的,在判断好适应证和禁忌证后,可放心选择肾穿刺活检术。

7. 什么是腹膜透析

腹膜透析（peritoneal dialysis）是在腹腔注入透析溶液,利用人体内的腹膜过滤、清除血液中新陈代谢的废物及多余水分,是一种可以在家中自行操作的肾替代治疗方法。进行腹膜透析首先要在腹腔植入一条永久性导管,经由导管将透析液灌入腹腔存留一段时间,以腹膜作为透析的半透膜,将体内废物及水分移除至腹腔内的透析液中,再引流出来。其原理好比要净化半瓶污水,向瓶内加入清水,先倒出一部分,再加入清水,再倒出一部分,如此反复,达到稀释污水的效果。换液的技术,医务人员会不断给予病人或家属教导与重复练习,同时学习腹膜透析相关知识后,方可独立执行居家腹膜透析治疗。

腹膜透析每天必须操作 3~5 次的换液。一次的换液步骤是将换液管组与身上的输液管连接,先引流出原先留置在腹腔内的透析液,再注入一袋新的透析液,最后分离管组,套上新的保护帽。

腹膜透析适用于急、慢性肾衰竭,高容量负荷,电解质或酸碱平衡紊乱,药物和毒物中毒等疾病,以及肝衰竭的辅助治疗,并可进行经腹腔给药、补充营养等。

相对于血液透析和肾移植,腹膜透析具有独特的优点:

(1)可以在许多地点操作换液,不需要每周去三次医院。

(2)以平稳的速度移除水分,因而最初的数年内血压及液体控制优于血液透析,有利于心血管系统功能的稳定。

(3)饮食限制较少,因为可以平稳地长时间地清除体内毒素。

（4）贫血的改善优于血液透析,生活质量较高。

（5）对于大分子及中分子毒素的移除效率较佳,自我舒适感觉较佳。

（6）较为容易保留残余肾功能,残余肾功能对于存活率及生活品质的帮助非常明显。

（7）低成本:尤其是当血液透析患者想要维持生活品质及降低死亡率时,必须采取长时间透析来增加透析平稳性、并且每晚到医院透析以增加活动自由,这都会大幅增加透析成本。

（8）发生乙肝、丙肝等血液传染病的机会少。

当然腹膜透析也有一些缺点:

（1）因为透析液含葡萄糖,因此对血糖及血脂控制较差,而肾衰竭终末期患者有许多糖尿病患者;可以用麦考糊精透析液来控制血糖血脂的异常,但仍无法完全解决。

（2）蛋白质流失,对于食欲差的患者来说是问题;可以用含氨基酸的透析液来减缓。

（3）由于换液时会有细菌病毒混入透析液的可能,所以会有感染腹膜炎的风险,必须用良好卫生习惯来预防,而血液透析则由医生护士来处理感染问题,因而病人及家属自己可以较少关注;不过近来随着自动腹膜透析机的发展,让病人进行腹膜透析的舒适度有所增加,感染腹膜炎的概率也有所下降。

（4）患者的心智、体力及残余肾功能必须有一定水平,否则必须使用血液透析。

(5)腹膜仍有"使用期限",当腹膜的透析功能逐渐退化至不能满足机体新陈代谢的要求时必须使用血液透析,但可以用麦考糊精透析液及氨基酸透析液来增加使用期限。

(6)若脱水不理想,需要更换更浓的透析液,较浓的透析液会增加控制血糖血脂的难度,而且会缩短腹膜的使用期限;使用麦考糊精透析液可以用更少的腹膜伤害来换取相同的脱水能力。

残余肾功能状态是终末期肾病患者选择腹膜透析的关键,对于残余尿量较多的终末期肾病患者,腹膜透析不仅能充分发挥其透析效能,而且患者的生存质量以及存活率优于血液透析患者。此外,腹膜透析较血液透析能更长时间地维持残余肾功能状态,因而腹膜透析患者的饮食限制较少。但对于残余肾功能低下或丧失的患者,其透析效能无法与血液透析相比。

由于腹膜本身是生物膜,其有限的使用寿命决定了腹膜透析能坚持的时间远远低于血液透析。在腹膜透析的过程中,一旦患者残余肾功能明显下降或丧失、超滤下降或其他原因无法进行充分透析时,可转为腹膜透析/血液透析或血液透析,或接受肾移植。由此可以使患者在整个肾脏替代治疗过程中始终能获得各阶段最佳的治疗效果,始终保持较高的生活质量。腹膜透析、血液透析和肾移植三者并非互相排斥,而是互

为补充和支持。应根据患者的具体情况选择个体化的
最佳治疗方案。

8. 肾脏病理有哪些

肾脏病理是通过肾活检穿刺的方法取出一点活体
肾组织进行病理检查,从而研究肾脏疾病发生的原因、
发生机制、发展规律以及疾病过程中机体的形态结构、
功能代谢变化和病变转归,是肾脏病学的一个重要组
成部份,也是病理学的一个重要分支。

肾脏病理的病变主要包括肾小球、肾小管、肾间
质、肾血管的病变,由于病因及发病机制不同,各种肾
脏疾病的病理变化、治疗及预后亦不相同。大多数肾
脏病理检查需要光镜、免疫病理(免疫荧光或免疫组织
化学)及电镜检查相结合。由于肾脏病种类繁多,至今
仍无确定的分类方法,较常用的是依据病因或病理进
行分类。世界卫生组织成立的肾脏病组织学分类协作
中心将肾脏病分为四个主要组成部分:肾小球疾病、肾
小管-肾间质疾病、肾血管疾病、肾发育及遗传性疾病。

临床中常见的主要为肾小球疾病,其按病理变化
大致分为以下几类:

(1)按病变范围分为弥漫性和局灶性两大类。

(2)按病理改变性质可分为以增生为主及以退行
性变为主两大类。

（3）按有无免疫物沉积分类，则可分为免疫性和非免疫性。

（4）按病因分类，可分为原发性、继发性和遗传性三类。

按疾病名称主要分以下几种：

（1）肾小球轻微病变（包括微小病变肾病）：光学显微镜下肾小球形态正常或缺乏明显的病变，电子显微镜下肾小球上皮细胞呈弥漫性足突融合，免疫荧光检查大多阴性。

（2）局灶性节段性肾小球硬化：光学显微镜下肾小球病变呈局灶性节段性的肾小球血管袢的硬化灶或玻璃样病变区，晚期可发展为全球性硬化，电子显微镜下可见弥漫的上皮细胞足突融合，并伴有系膜基质节段性增多，免疫荧光表现为局灶性巨块状或粗颗粒状 IgM 和 C3 沉积，有时可呈阴性。

（3）膜性肾病：光学显微镜下肾小球病变表现为弥漫的基膜增厚，电子显微镜下可见大量排列有序的上皮下电子致密物，免疫荧光可有 IgG 及 C3 沿毛细血管壁呈弥漫而均匀的细颗粒状沉积。

（4）系膜增生性肾小球肾炎：光学显微镜下可见肾小球系膜细胞增生，伴有或无系膜基质的增多，呈弥漫性分布，电子显微镜下除系膜组织增生外，有时在系膜区及血管壁出现电子致密物，免疫荧光检查在系膜区可出现免疫球蛋白及补体沉积，甚至在毛细血管壁也有较弱的阳性发现。

（5）毛细血管内增生性肾小球肾炎：光学显微镜下肾小球弥漫性肿大，内皮细胞和系膜细胞大量增生，有时伴有多少不等的白细胞浸润；电子显微镜下除细胞增生外，上皮下可见为数不多但体积较大的丘状或驼峰状电子致密物，免疫荧光检查可见 IgG 和 C3 沿毛细血管壁呈不均匀的粗颗粒沉积。

（6）膜增生性肾小球肾炎：光学显微镜下可见肾小球系膜细胞增生，伴有毛细血管基膜增厚为特征的肾炎，可见肾小球肿大，呈分叶状。增生的系膜组织插入基底膜，致使基底膜呈双轨状，电镜下可见毛细血管上皮下和内皮下有大量电子致密物；免疫荧光检查可见 C3 及较弱的 IgG、IgM 在系膜区及毛细血管壁沉积。

（7）新月体性肾小球肾炎：光学显微镜下可见大多数肾小球超过 50% 有新月体形成，毛细血管壁坏死、断裂及挤压，细胞浸润及增生明显，电子显微镜下可见电子致密物沉积于不同部位，免疫荧光显示免疫球蛋白及补体在毛细血管壁呈颗粒状沉积，或在系膜区沉积。

（8）硬化性肾小球肾炎：光学显微镜下可见多数肾小球的硬化和废弃，电子显微镜及免疫荧光检查常无特异性发现，临床多表现为肾衰竭。

另外，不同的疾病根据病变程度的不同又分成不同的等级，如 IgA 肾病、糖尿病肾病都有各自的分级方法。某些肾脏病则可有多种病理表现同存。

9. 小儿肾病有何特点

中医学提出小儿"三有余,四不足":阳常有余,阴常不足,肝常有余,脾常不足,心常有余,肺常不足,肾常不足;同时概括出小儿生理病理特点:脏腑娇嫩,形气未充,生机蓬勃,发育迅速,发病容易,传变迅速,脏器清灵,易趋康复。

其中小儿"肾常不足",是针对小儿"气血未充,肾气未固"而言。中医的肾与西医解剖学的肾不同,包括了西医的泌尿系统和生殖系统,还包括了各个脏器的功能。小儿各个器官发育尚不成熟,功能尚不健全。肾藏精,主骨,为先天之本。肾的这种功能对身形尚未长大、多种生理功能尚未成熟的小儿更为重要,它直接关系到小儿骨、脑、发、耳、齿的功能及形态,关系到生长发育和性功能成熟。因而临床多见到肾精失充、骨骼改变的肾系疾病,如五迟、五软、解颅、遗尿、水肿等。

西医认为小儿泌尿系的解剖及生理特点有:年龄越小,肾脏相对愈重,位置较低;输尿管长而弯曲,易感染;尿道易上行性细菌感染;肾小球滤过率(GFR)低下;肾小管吸收和分泌、浓缩和稀释功能较差。

小儿肾小球疾病的临床分类包括:①原发性肾小球疾病:肾小球肾炎、肾病综合征、孤立性血尿或蛋白尿;②继发性肾小球疾病:紫癜性肾炎、狼疮性肾炎、乙肝病毒相关性肾炎等;③遗传性肾小球疾病:先天性肾病综合征、Alport 综合征、家族性再发性血尿等。

在小儿泌尿系疾病中发病率位居第一、第二位的为急性肾小球肾炎、原发性肾病综合征。急性肾小球肾炎多见于 3 岁以上小儿,发病前 1~3 周多有上呼吸道感染、扁桃体炎、猩红热、脓皮病及淋巴结炎等感染病史。一般病例有如下表现:浮肿、少尿与血尿、高血压;严重病例起病 1 周内可表现下列任何一种主要并发症:循环充血及心力衰竭、高血压脑病、急性肾功能不全。肾病综合征是由多种病因、病理和临床疾病引起的一组综合征。表现为大量蛋白尿、低蛋白血症、高脂血症、水肿。分原发性和继发性两类,而原发性肾病综合征在小儿占多数。另外凡发生于 1 岁以内的婴儿肾病综合征,统称为先天性肾病综合征。起病缓慢,无明显诱因,水肿常为最早出现的症状,开始见于眼睑,渐遍及上、下肢,亦可累及腹腔、胸腔、浆膜腔,可发生心悸及呼吸困难,水肿指压凹陷,伴发感染后,水肿发展较快,程度较重。

小儿肾病一般起病缓慢,患儿倦怠乏力,精神萎靡,食欲减退。小儿肾病会出现低白蛋白血症,造成营养不良和发育落后,表现为毛发不荣,皮肤干燥,指、趾苍白,面色不华,唇淡苔白,患儿疲乏少动,反应淡漠,易发生感染。可伴血压升高、水肿、血尿等,治疗好转后容易复发。

患儿家长平时应注意观察孩子的小便情况,如发现孩子的小便颜色改变、泡沫增多等,应及时送小便到医院化验。了解小儿肾病的特点可以在小儿出现肾病后及早发现,及时治疗。

10. 老人肾病有何不同

近几年来,全球人口出现老龄化趋势,老年肾脏疾病的发病率也出现了逐年递增的情况。研究显示,老年肾脏疾病的发病率从 2000 年的 10.8% 升高至 2019 年的 13.1%,其中增长最快的是年龄大于 70 岁的老年人,其增幅高达 10%。大多数老年肾脏疾病患者最终将发展至尿毒症,严重影响老年人的生活质量、寿命,并给家庭、社会带来沉重的经济负担,因此,应高度重视老年肾脏疾病的防治。

老年肾脏疾病有何不同特点呢?

(1)老年肾脏疾病大多起病隐匿,早期临床症状不明显。调查发现,在老年人群中仅有不到 10% 的人知晓自己患有肾脏病。有些患者即使肾功能损害很明显,但是仍无明显症状,往往因为手术、感染或其他疾病住院或查体时发现。

(2)许多老年肾脏疾病患者存在基础病,如高血压、糖尿病、动脉粥样硬化、多器官功能减退等,疾病较复杂。

（3）老年肾脏病易出现水、电解质、酸碱平衡紊乱。老年人体内水的储备能力较差。由于肾功能减退，老年人对体液与电解质的调节能力差，所以，在饮水少或脱水时，老年人容易发生血容量不足及电解质紊乱。

（4）老年肾病对药物的排泄能力下降，老年人和青年人使用同样的药物，所产生的副作用要比青年人高 2.5 倍，使用的药物种类越多，副作用的发生率越高。因此，在用药之前及用药过程中，必须对老年人的肾功能减低程度做出正确的评估，可以参考其内生肌酐清除率来计算用药量。

（5）老年人肾脏代偿功能差，疾病变化快。在遇到一些危险因素时（如感染、外伤、手术、呕吐、腹泻、药物等），肾功能可迅速恶化，并迅速引起多器官功能衰竭，甚至危及患者生命。

（6）老年的肾功能不全患者容易并发高血压、低血压、心脏功能减退、中风和心梗等严重并发症，肾脏替代治疗风险较大，预后较差。

如何防治老年肾病？

（1）注意生活规律，健康饮食，切勿暴饮暴食，随着年龄增长，切忌过饱及摄入过多蛋白，不吸烟、不酗酒。

（2）积极治疗老年慢性病，处理可逆性因素，如泌尿系统结石，巨大肾囊肿、前列腺增生等，以免造成肾脏损害。

（3）慎重用药,不乱吃药,合理用药,避免肾毒性药物的应用。

（4）对于糖尿病及高血压患者,要严格控制血糖、血压。定期检查肾功能和尿常规,以早期发现和治疗肾脏病。

（5）适量饮水不憋尿,饮水过少或经常憋尿容易引起尿路感染及泌尿系结石。

11. 难治性肾病要打持久战

难治性肾病是指在激素标准疗法治疗后,或无效、或激素依赖,或先有疗效而后又复发的病例。常复发型肾病综合征(简称肾综)是指经治疗肾综缓解后半年内复发2次或2次以上,或1年内复发3次或3次以上者;激素依赖型是指对激素治疗有一定效果,但在激素撤减过程中或激素停药14天内复发者;激素无效者则是对标准激素疗法无反应者。由于其具有病程长,容易反复的特点,所以其治疗是要打持久战的。

难治性肾病的疗程多为1~2年,但也有些复杂病例其疗程长达几年甚至更长一段时间,其治疗需要动态地观察疾病的病情变化,适时调整诊疗方案,同一疾病在活动期和稳定期的治疗、调养等方面都是不一样的。假如麻痹大意,病情一旦稳定就任其自然发展或不注意调治则易反复。儿童肾病综合征,如果是急性肾炎多数可以不治而愈,或者是经过简单的治疗就会痊愈,患儿和家长皆大欢喜。但是如果患儿的身体状况不佳,如合并肝脏疾病(例如乙肝)、细胞毒药物不宜使用等,处理起来就比较棘手。呈慢性病程的儿童肾病综合征大多数难以治愈,没有药物能一劳永逸,让病情取得立竿见影的效果。所以,有些患儿特别是已懂事的孩子很容易对疾病产生反感。要么急于治好而频繁地换医生、换医院,没有一个办法能够坚持下去,所有的治疗都是半途而废,还没等药物发挥作用就换另一种办法;要么就是对药物的副作用恐惧而拒绝使用,总想着找个副作用小的药轻轻松松地把病治好;还有一种孩子较早熟,觉得自己的病给家人带来了沉重负担,不想继续治疗,这时更需要旁人的关心与支持。

　　难治性肾病治疗期间的心理治疗在疗效中发挥着重要作用。有临床资料表明,使用安慰剂治疗肾病和肾脏纤维化等也有一定的效果,这说明心理调整可能对疾病起到一定的治疗作用。相反,每日提心吊胆、忧心忡忡有可能加速患者病情的恶化进程。不少难治性肾病的患者,一旦精神崩溃,病情就迅速恶化。如慢性肾衰竭患者,由于处在慢性肾脏疾病的后期,其治疗复杂、棘手,预后较差,但仍然有一定的平台期可以进行治疗和缓解,调治效果理想的患者往往病情能在较长一段时间保持相对稳定,延缓进一步恶化的速度,而

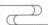

部分患者"破罐子破摔",完全放弃生活、心理的调适及药物的治疗,病情就急剧恶化了。"冰冻三尺非一日之寒",慢性肾衰竭是慢性肾脏疾病长期发展的最后结局,治疗疗程长,战胜疾病的法宝首先是要有良好的心态。同时坚持适度的锻炼,早操、散步、打太极拳等都是可以考虑的运动方式,生活规律、合理膳食。因此,单靠药物是难以彻底征服肾病的,患者必须针对疾病的不同阶段进行综合调治,不仅要强调合理的用药,更要重视日常生活的点点滴滴,从多方面入手,打赢肾病这一"持久战"。

12. 怎样根治女性慢性肾盂肾炎

肾盂肾炎为尿路感染的常见病,好发于 20~40 岁女性,主要感染途径是上行性感染,即致病菌由尿道上行入膀胱引起膀胱炎,继而沿尿管向上蔓延至肾脏,引起肾盂、肾盏和肾实质的炎症,导致肾盂肾炎。正常人在尿道口内 1~2cm 处存在少量细菌,一般不引起感染,因为尿道黏膜有一定的抗菌能力;尿液可稀释细菌并将其排出体外;尿中还含有一些抑菌物质。当机体抵抗力下降或尿道黏膜轻度损伤(如月经期、性生活后等)以及尿路流通不畅时,细菌乘虚而入,在肾盂部大量繁殖,引起炎症。肾盂肾炎有急性期和慢性期两个阶段。急性期主要表现为发热、尿频、尿急、尿痛以及腰背疼痛等,小便常规检查可查出白细胞(脓细胞)和细菌。慢性期症状一般较轻,可由急性期迁延而来。肾盂肾炎的治疗最重要的是选择有效的抗菌药物。一般急性肾盂肾炎多数可迅速治愈,慢性者则相对较困难。

这里讲的慢性肾盂肾炎其实是呈慢性病程的尿频、尿急症状,可伴有尿痛,并不是严格意义上讲的慢性肾盂肾炎,更类似于尿道综合征。多见于已婚的中老年女性。常由于尿道外口解剖异常(如小阴唇融合、尿道处女膜融合、处女膜伞等)、尿道远端梗阻、泌尿系感染以及局部化学性、机械性刺激等因素所引起。患者尿道口组织的病理改变均为慢性炎症反应。多数患者尿培养可能阳性,并存在尿道梗阻、尿道外口解剖异常、神经功能异常、心理因素等多种综合性诱因。

这类患者因为反复出现的尿频、尿急、尿痛就医,尿液检查可能正常或轻度异常,急性细菌感染期可有典型泌尿道感染的诊断依据,但多数情况下尿培养呈无菌性或条件致病菌,该类患者可能规范就医长期使用小剂量抗生素抑菌疗法,或未规范就医滥用、乱用抗生素而导致耐药菌、条件致病菌或真菌感染的发生导致疾病缠绵难愈。

治疗上一般治疗采用休息、利尿、热水坐浴、下腹热敷、理疗及针刺治疗等。同时包括心理治疗及生物反馈治疗。药物治疗包括 α- 受体阻滞药、解痉镇痛药、选择性平滑肌松弛剂、镇静及抗抑郁药等,急性加重期可适当选用抗生素治疗,但应避免长时间应用。对于反复发作,症状较重者,可进行局部封闭治疗,或使用雌激素治疗。

中医认为该病属"气淋"范畴,治疗强调清热化湿,疏肝理气,对于病程长者重视脾肾双补,实证以橘皮利气,当归、白芍柔肝,甘草清热,石韦、冬葵子、滑石、王不留行利尿通淋。胸闷胁胀者,可加青皮、乌药、小茴香以疏肝理气;日久气滞血瘀者,可加红花、赤芍、川牛膝以活血化瘀。若小便涩痛,服补益药后,反增小腹胀满,为兼湿热,可加车前草、白茅根、滑石以清热利湿;若兼血虚肾亏者,可用茯苓加杜仲、枸杞、怀牛膝,以益气养血,脾肾双补。

此外,该病在治疗上应该重视心理上的调理,医生需与患者进行耐心地交谈,使患者对疾病能有正确的认识,并积极配合治疗。同时,应该进行膀胱功能训练,膀胱功能训练是行为治疗和生物反馈治疗的重要内容,通过膀胱训练能增强神经系统对排尿的控制能力,降低膀胱的敏感性,重建正常的排尿功能,从而缓解或消除尿频及尿急症状。具体方法是白天鼓励多饮水,进行其他劳作或休闲活动,分散对尿意的注意力。主动控制排尿时间,逐渐延长排尿间隔时间,适量配合有关药物治疗,才能对该病进行根治。

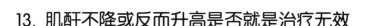

13. 肌酐不降或反而升高是否就是治疗无效

血肌酐,一般认为是内生血肌酐,内生肌酐是人体肌肉代谢的产物。在肌肉中,肌酸主要通过不可逆的非酶脱水反应缓缓地形成肌酐,再释放到血液中,随尿排泄。因此,血肌酐与体内肌肉总量关系密切,不易受饮食影响。肌酐是小分子物质,可通过肾小球滤过,在肾小管内很少吸收,每日体内产生的肌酐,几乎全部随尿排出,一般不受尿量影响。临床上检测血肌酐是常用的了解肾功能的主要方法之一。

慢性肾衰竭患者体内多种毒素潴留,多毒素机制,包括尿素、胍类、胺类等。各种毒素共同作用可产生尿毒症症状,因此,当行肾替代治疗(血液透析或腹膜透析)以清除毒素,改善症状。普通血液透析清除小分子物质明显,腹膜透析清除中、大分子物质作用较明显。因此,行腹膜透析的患者虽然血肌酐水平不降甚至反而升高,但患者的临床症状确有不同程度的改善。血液透析血肌酐下降,但是中大分子物质清除不佳,因此,需要加行血液透析滤过或高通量透析以清除中大分子物质,所以尿毒症是多毒素共同作用的结果,血肌酐只是作为测量标准而用于衡量体内毒素的相对水平,并不是毒素环境的直接体现。

作为慢性肾衰竭的治疗,均是为了使肾脏能够滤过更多的毒素,或者从其他途径排出毒素,从而使血中毒素下降,如使用包醛氧淀粉吸附尿素氮,降低尿素氮水平;或者采用灌肠的方法,促进大便通畅,甚至使大便偏于糊状而量多,促进毒素的排出。同时嘱咐患者在饮食上注意低蛋白饮食,减少肉类的摄入,以减少肌肉和蛋白质代谢产生的肌酐和尿素氮水平。

作为慢性肾衰竭的中医药治疗,其原则仍然是辨证论治,根据患者临床的症状进行辨证施治,从临床观察来讲,口服中药汤剂能在一定程度上缓解患者的临床症状,同时可能产生利尿、排钾、改善钙磷代谢紊乱、纠正贫血等临床作用。因此评估中医药治疗的疗效,并不能只以检查血肌酐等指标作为唯一衡量标准。中医药治疗疗效的评估应该加入临床症状的因素,所以在临床上经常碰到患者说:"吃了中药之后,状态比原来好,症状缓解,尿量有所增多,大便也正常,胃口也改善,就是血肌酐没有怎么下降,甚至还涨了。"在碰到这种情况时,我们首先要评估患者是否由于胃口改善后,进食增多了,代谢加快了(状态好了),这种状态下患者的内在病理机制可能有一定的改善,应该说中医药治疗是有效的,但是在这种情况下,进一步的治疗则要注意改善肾脏的代谢情况,使机体处在低水平的动态平衡。

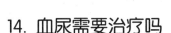

14. 血尿需要治疗吗

　　血尿一定是红色的吗？答案是否定的。所谓血尿是指尿沉渣（即尿液标本离心后的沉淀物）用显微镜检查，如果每高倍镜视野下红细胞超过 3 个，即 3 个 / HP，即称为血尿——真性血尿。据真性血尿的来源可分为肾小球性血尿和非肾小球性血尿。肾小球性血尿常由各种原发性或继发性肾小球肾炎引起，呈变形红细胞血尿（即红细胞呈多种形态改变，如芽孢状、影子形、皱缩形等，血细胞比容变小，甚至破裂。非肾小球性血尿大多数为外科性血尿。病变在肾小球以下的部位发生，包括肾小管间质病变、肾盂肾炎、泌尿系结石、泌尿系结核、肿瘤或肿瘤等。鉴别肾小球性血尿和非肾小球性血尿主要的检查有尿红细胞位相分析、尿红细胞容积分布曲线。

　　真性血尿可分为镜下血尿和肉眼血尿两种。镜下血尿是指肉眼观察尿色正常，但显微镜检查提示红细胞增多，多数慢性肾炎综合征患者尿液呈镜下血尿改变。肉眼血尿是指尿中存在大量红细胞，尿色已变红（碱性尿时）或呈酱油色（酸性尿时）。若 1L 尿液中含 1ml 以上血即出现肉眼血尿，肉眼血尿多见于急性肾小球肾炎、IgA 肾病、急性尿路感染、结石等病。虽然肉眼血尿呈红色或酱油色改变，但需要注意的是尿色偏红不一定是血尿。如尿路以外因素影响：如月经、子宫或阴道出血、痔疮出血等致血液混入尿液中引起的血尿或尿液被污染致尿色发红；某些药物如氨基比林、硝基呋喃妥英、山道年或大黄（在碱性尿液中）以及某些染料试剂如刚果红、酚酞黄等药物色素所致的红色尿，这些颜色改变的尿液称之为假性血尿，如果拿这些尿液行尿常规分析镜检无红细胞，尿潜血试验阴性；此外急性溶血、挤压伤、重度烧伤、蛇咬伤等亦可见尿色发红，此时尿液镜检无红细胞或仅发现有少许红细胞，而尿潜血试验呈阳性，这是因为尿液中混进了较多的血红蛋白和肌红蛋白。所以尿色偏红不一定是血尿。因此首先要鉴别血尿的性质，如果是真性血尿，一般情况下需要治疗。如急性尿路感染，应该抗感染治疗；如是泌尿系结石，当然要想办法消除结石，以减轻结石在输尿管的移动引起的损伤，既可以控制尿血，也可以避免结石引起继发性尿路感染；而血尿最多见于急 / 慢性肾炎综合征。如果是 IgA 肾病患者出现肉眼血尿，一般与上呼吸道或肠道感染有关，积极控制感染可有效控制血尿；而在 IgA 肾病非肉眼血尿期，如果尿常规中有较多的隐血和红细胞，也是需要治疗的，因为长期的红细胞漏出，对肾小球基底膜有损害，因此要尽量减少尿液中的红细胞，可平素适当锻炼身体，增强体质，减少感染的机会，同时，还可以予以中药调理，如大小蓟、蒲黄、三七、紫草等；同理，其他的慢性肾炎综合征出现血尿时,也可辨证地使用中药治疗;如果是其他原因引起的血尿,则需积极治疗原发病;如泌尿系结核,采用抗结核治疗;泌尿系肿瘤,则积极治疗肿瘤,或手术、或化疗等。总之,如果是真性血尿,不管是不是肾小球性血尿,一般均需要积极治疗。

15. 如何评价冬虫夏草治疗肾病

冬虫夏草与人参、何首乌、灵芝并称为"中药四大仙草",从古至今一直广为人们推崇及喜爱,究其缘由是什么呢?临床上肾病患者多用冬虫夏草及其成药制剂以调理补养,延缓疾病进展,但实际疗效怎样呢?

要回答以上两个问题,我们首先要知道冬虫夏草是为何物?古语云:"冬虫夏草,一物也。冬则为虫,夏则为草,虫形似蚕,色微黄,草形似韭,叶较细。入夏,虫以头入地,尾自成草,杂错于蔓草间,不知其为虫也;交冬,草渐萎黄,乃出地蠕蠕而动,其尾犹簌簌然带草而行。盖随气化转移,理有然者。"简单来说,冬虫夏草就是集虫与真菌于一身的生物体,在它还是蛾卵的时候,离开妈妈蝙蝠蛾的肚腹诞生在盛夏时节美丽的花叶上,又在隆冬时节长成了幼虫的模样。为了越冬,幼虫使劲往温暖湿润的土地里钻,到了地里头便贪婪地吸收着植物根茎的营养而变得白白胖胖,由此招来了"杀身之祸"。球形的子囊孢子钻进肥胖的虫体内部大快朵颐,与此同时萌发着越来越多的菌丝,受了真菌感染的幼虫头上尾下地想要奋力钻出地面,却最终死在距离地表 2~3cm 的地方,被称作"冬虫"。幼虫虽死,体内的真菌却日渐生长直到将虫体的五脏六腑消耗殆尽彻底断了食源才进入休眠期,残剩一具被菌丝所充满的幼虫皮壳。等到来年的春天,幼虫尸体的头部长出一根紫红色的小草,高 2~5cm,顶端有菠萝状的囊壳,被称为"夏草"。

了解了冬虫夏草的本质及其身世由来之后,我们还需要学习其功能作用。《本草从新》对此药载有:"甘平保肺益肾,止血化痰,已劳嗽。"《药性考》:"味甘性温,秘精益气,专补命门。"近年来,有研究表明冬虫夏草确实对肾病患者改善蛋白尿、延缓肾病进展有一定效用。其机制涉及调节免疫、抗间质纤维化、保护肾小管功能、减轻内皮损伤、改善血流动力学、抑制免疫复合物形成、下调肾小球滤过率等。

然而,冬虫夏草虽有"百药之王"的美誉,被历代医家称为"治诸虚百损之上品",但也非药到病除的"极草"。其使用有指征,效力针对不同的病情也有所差异,而非现今所说之"诸者皆宜,疗效非常,越贵越好。"因此,肾病患者在选用冬虫夏草的时候,需听从医生的建议。

16. 中医能治疗尿血吗

尿血在中医中又被称为溲血或溺血,属"血证"范畴。尿血病位在肾和膀胱,其主要病机不外热伤脉络和脾肾不固,故其治疗方案可归纳为清热利水、凉血止血;滋阴降火、凉血止血;健脾补中、益气摄血;补益肾气、固摄止血。

(1) 清热利水、凉血止血:因热蓄肾和膀胱,邪气积滞下焦所致者,可伴心烦口渴、面赤口疮等症,方以小蓟饮子加减,本方重在清热利水,凉血止血。方中以小蓟、生地、藕节、蒲黄凉血止血,栀子、淡竹叶清热泻火,滑石、甘草清热利水,导热下行,当归养血活血,正所谓"离经之血即为瘀";若热盛伴烦渴者,可酌加黄芩、天花粉清热生津;若尿血较重,可加槐花、地榆炭凉血止血;若尿中夹有血块者,可加牛膝、桃仁、红花、延胡索及丹参等活血化瘀;热移大肠,合并大便秘结者,可酌加大黄、枳实、火麻仁等润肠通腑泄浊;或患者自煮白茅根汤当茶饮。

(2) 滋阴降火,凉血止血:凡症见小便短赤带血,伴头晕耳鸣、腰膝酸软、潮热盗汗者,均可用此法,方以知柏地黄丸加减;该方是滋阴降火的代表方,由六味地黄丸加知母、黄柏组成,六味地黄丸滋补肾阴,知母、黄柏滋阴降火,酌加大蓟、小蓟、藕节、蒲黄、滑石凉血止血;若阴伤较盛,虚热内生,可酌加银柴胡、地骨皮、胡黄连及白薇等清退虚热。

（3）健脾补中,益气摄血:凡尿血迁延不愈,伴倦怠乏力,气短声低,面色苍白者,考虑中气亏虚,统血无力,血渗膀胱而尿血,可以归脾汤加减以健脾益气摄血;"气为血之帅,血为气之母",气能生血,血能载气,长期慢性失血,气随血慢慢丢失,故需益气摄血。中焦脾胃运化水谷精微,化生气血,为后天之本。归脾汤补气生血,健脾养心,是气虚失血的不二选择。方中党参、白术、茯苓、甘草健脾补气,当归、黄芪益气生血,酸枣仁、远志、龙眼肉补益心脾,安神定志;木香理气醒脾,防滋腻碍胃;酌加熟地、阿胶、小蓟、槐花等养血止血。

（4）补益肾气,固摄止血:凡尿血迁延不愈,血色淡红,伴头晕耳鸣,腰脊酸痛,精神困倦者,系肾气虚衰,固摄失司,血失藏摄,宜以无比山药丸加减。本方补肾固摄,适用于肾气不固所致的尿血,方中肉苁蓉、杜仲、菟丝子、巴戟天温肾助阳,茯苓、泽泻健脾利水,五味子、赤石脂益气固涩,蒲黄、槐花、仙鹤草、紫珠草等凉血止血。无比山药丸与归脾汤均治疗迁延不愈的尿血,均属虚证,但前者侧重于肾虚,即先天之本受损,故重在补肾固摄;后者侧重于脾气虚,摄血无权,故重在健脾补气。

除了上述中药外,免疫抑制类中药,如雷公藤、昆明山海棠等,也能通过对因治疗减少血尿。中药治疗尿血的机制各不相同,临床应根据患者病情综合判断。中药治疗尿血比西医治疗更有优势。

17. 雷公藤类中药疗效与毒副作用

雷公藤为卫矛科雷公藤属植物,又名黄腾、黄藤木、断肠草,产于浙江、安徽、湖南、福建等省。其最早记载于《神农本草经》,味辛、苦、性寒,入肝、脾二经,通十二经络,全株有毒,木质部毒性较小,故一般选用木质部入药,具有清热解毒、祛风通络、舒筋活血、消肿止痛、杀虫止血等功效。

近几十年雷公藤成为国内外研究的热点,并广泛用于肾脏病的治疗,其中的治疗机制包括以下几项:

(1)细胞免疫抑制,减轻细胞介导的肾脏免疫损伤。细胞免疫直接介导肾脏病的发生及发展,其中肾小球和肾间质内淋巴细胞等炎症细胞浸润是慢性肾脏病的病理特征。雷公藤对 T 淋巴细胞亚群有非选择性、非平衡性的抑制作用,使患者机体内存在的各免疫细胞亚群之间的病理性平衡产生改变,纠正免疫系统紊乱,这也许是雷公藤治疗免疫性疾病的药理学基础。临床应用雷公藤多苷治疗 IgA 肾病者,发现雷公藤能够抑制血清 T 诱导性淋巴细胞亚群(CD_4^+)水平、提高 T 抑制淋巴细胞亚群(CD_8^+)水平,提示雷公藤多苷可能是通过降低 T 淋巴细胞凋亡,维持免疫稳态实现改善肾小球损伤。

（2）体液免疫抑制,减轻免疫复合物介导的肾脏免疫损伤。体液免疫紊乱在肾脏病的发生和发展中起到重要作用,并与肾脏病的临床和病理程度密切相关。如循环免疫复合物在肾小球内沉积,或肾小球局部形成原位免疫复合物,激活炎症介导系统,发生肾组织损伤。雷公藤能够抑制肾小球免疫复合物沉积,减轻肾组织免疫损伤。

（3）抑制炎性细胞因子及炎症介质的释放。临床应用雷公藤多苷治疗 IgA 肾病患者,发现雷公藤能够抑制血清及尿液中 TGF-βl 的表达水平,而且雷公藤多苷能抑制系膜细胞增生、细胞外基质沉积,改善肾小球硬化。

（4）改善肾小球滤过膜通透性。慢性肾脏病的病理过程中,肾小球足细胞融合、脱落,裂孔膜消失,裂孔膜蛋白 nephrin 等的表达缺失。雷公藤甲素有保护肾小球足细胞作用。

（5）抑制系膜细胞增生及细胞外基质增生。肾小球系膜细胞是反应最活跃的肾脏固有细胞,在调控肾脏固有细胞之间的炎症介质活动中至关重要,并对任何炎症刺激产生增生反应,释放多种基质成分,促进肾小球硬化的进展。雷公藤具有抑制肾成纤维细胞分泌细胞外基质的作用,可以抑制系膜细胞增生和细胞外基质积聚。

（6）肾小管间质损伤的保护作用。肾小管间质损伤表现为肾小管上皮细胞变性、萎缩和消失,肾间质单核/淋巴细胞浸润,肾间质中聚集大量的成纤维细胞和细胞外基质。雷公藤可诱导肾间质成纤维细胞向肾小管上皮细胞转化,促进损伤肾小管的修复,减轻肾间质纤维化。

随着医药科学的发展,人们对雷公藤的研究越来越深入,临床不良反应以及毒性研究的报道也越来越多:

（1）生殖系统:生殖系统的损害在雷公藤临床不良反应中最为严重。对男性患者,雷公藤可抑制精细胞中酶的活性,导致精子产生和成熟障碍,表现为精子数量显著减少,活动力降低,畸形率增加。雷公藤可抑制女性患者的卵巢功能,表现为月经紊乱,经量减少或闭经。

（2）泌尿系统:雷公藤及其制剂引起的肾脏损害主要表现为急性肾衰竭,治疗期间要注意定期检查肾功能,对有严重肾疾病的患者应慎用。雷公藤中毒可使肾小管细胞变性及坏死致肾衰竭。

（3）消化系统:主要表现为:恶心呕吐、纳差、腹胀、腹泻、腹痛等,长期服用雷公藤制剂,还可出现肝脏肿大,肝区疼痛和转氨酶增高,但停药后可缓解。

（4）造血系统:主要表现为白细胞、红细胞、血小板及全血细胞减少,偶见弥漫性血管内凝血和再生障碍性贫血。在应用雷公藤时应定期检查血常规,发现血细胞有较大变化时应及时停药,必要时给予药物治疗。

(5)心血管系统:心肌对雷公藤具有高度敏感性,可引起心肌多发性微小肌溶灶。

(6)神经系统:雷公藤经口服吸收后对神经细胞产生的毒性,可使神经细胞变性而引起中枢神经系统损伤,主要表现为头昏、乏力、失眠、嗜睡、听力减退、复视,还可引起周围神经炎。

(7)免疫系统:雷公藤有显著的免疫抑制活性,雷公藤及其制剂所致大鼠急性中毒实验可见免疫器官中淋巴组织受损表现。

(8)皮肤黏膜反应:部分患者出现高热、潮红、斑丘疹、溃疡、疱疹、瘙痒、荨麻疹、水肿等。

虽然雷公藤可出现多系统毒性,但其毒性应当放在功效和证候的背景下进行合理评价和科学认知。在中医理论的指导下,正确理解毒性和功效及两者之间的关系,合理辨证用药便能达到减毒增效的效果。同时,合理利用炮制、配伍等手段可达到减毒存性的目的。

18. 肾病患者可吃豆制品吗

合理地调整饮食是每个肾病患者必要功课。但一直以来,关于肾病患者可否吃豆制品、吃多少豆制品的这些问题不仅困扰着广大肾病病友,也让医生们争议不休。

蛋白质是调节肾脏血流动力学的重要介质,不同量及不同类型蛋白质对肾血流量和肾小球滤过率影响不同。早在 1836 年,Richard Bright 提出低蛋白饮食有益于延缓肾功能恶化。后又有学者证实低蛋白饮食确实能延缓糖尿病和非糖尿病肾功能恶化的进程。美国慢性肾脏病临床指南(NKF-DOQI)推荐,从肾小球滤过率低于 $20ml/(min \cdot 1.73m^2)$ 起即应开始低蛋白饮食治疗,蛋白摄入量 $0.6g/(kg \cdot d)$,建议约 50% 蛋白应为高生物价蛋白。

关于选择动物蛋白还是植物蛋白一直存在争议。早期观点认为优质低蛋白饮食应进食含必需氨基酸较多的动物蛋白。因为当时普遍认为大豆及大豆制品中含有较多的非必需氨基酸,而肾病患者血中非必需氨基酸水平偏高。若摄入大豆蛋白将进一步造成氨基酸代谢紊乱和血中氮质潴留,加重肾损害。而动物蛋白中含必需氨基酸较多,且生物利用度高,食用起来有益于延缓肾损害。但近十几年来,随着对大豆蛋白研究的深入,经过动物实验、人体实验的探索,发现大豆蛋白较动物蛋白更能够减少肾脏的高滤过状态,更好地控制血压,降低尿蛋白排泄率,降低磷摄入,降低血清脂质水平,改善肾脏炎症状态,改善间质纤维化,延缓肾功能恶化,从而延缓肾病进展,故渐转为倾向于选用大豆蛋白。

　　大豆蛋白对肾脏呈现保护作用的原因在于大豆不仅富含优质蛋白质、油脂、钙、铁、锌等,还含有许多具有特殊生物学作用的活性物质,如大豆低聚糖,是大豆中含有的低分子可溶性糖类,能促进双歧杆菌生长繁殖,改善肠内菌群结构等;大豆皂苷具有抗氧化、抗自由基、降低过氧化脂质、抑制血小板聚集、抑制肿瘤细胞的生长等作用;大豆异黄酮可以提高机体抗氧化能力,抑制炎症反应及纤维化,抑制细胞产生一氧化氮(NO),改善血脂、糖耐量;大豆多肽是将大豆分离蛋白经蛋白酶作用而得到的水解产物,具有易消化性和易吸收的特点,对于胃肠功能较弱者可作为蛋白质的营养源,其短肽可通过抑制血管紧张素转换酶的活性而使血压降低;此外,大豆纤维素、大豆磷脂也都是大豆具有生物活性的重要组成部分。综上所述,大豆蛋白在慢性肾脏疾病过程中有着动物蛋白无法替代的优势,因此,在肾病患者的平素饮食中,可以进食大豆蛋白,参考既往大豆蛋白的相关研究推荐其所摄入量为每日总蛋白的 30%~40%。

19. 肾病患者应该低嘌呤饮食吗

　　尿酸是人类嘌呤代谢的终产物,当尿酸血浓度超过正常即为高尿酸血症,如达到过饱和状态便会向组织析出结晶并沉淀,引起损伤,主要累及关节、血管、皮肤和肾脏。肾病患者由于肾功能不全而很难及时排出富含嘌呤食物的代谢产物,食用这类食物徒增患者肾脏的负担,不利于肾病的综合治疗,多继发高尿酸血症。故临床上医生们常常叮嘱肾病患者要限制含嘌呤高的食物。但何为高嘌呤饮食? 何为低嘌呤饮食呢?

根据嘌呤含量,可将食物分为 4 类:

低嘌呤(每 100g 含嘌呤小于 50mg)食物:如米、麦、玉米、高粱、马铃薯、面粉、鸡蛋、鸭蛋、牛奶、水果、蔬菜、汽水、巧克力、可可、果汁、茶、蜂蜜等。

中嘌呤(每 100g 含嘌呤 50~150mg)食物:如鸡肉、猪肉、牛肉、羊肉、鱼、虾蟹、各类豆类及其制品,笋干、花生、腰果、芝麻等。

高嘌呤(每 100g 含嘌呤 150~500mg)食物:如豆苗、黄豆芽、花菜、紫菜、香菇、鳕鱼、海鳗、动物内脏、干贝、带鱼、沙丁鱼、牡蛎、鲢鱼、鸡汤、肉汤等。

极高嘌呤(每 100g 含嘌呤大于 500mg)食物:如小鱼干、乌鱼皮、酵母粉等。

综上所述,肾病患者在日常生活中要注意如芹菜、菠菜、花生、芝麻、鸡汤、各种肉汤、猪头肉、海鲜、沙丁鱼及动物内脏等,应该严格限食。因植物蛋白如黄豆、绿豆、豆浆含有大量嘌呤碱也需要限食。瘦肉中也含有嘌呤,在食用时可先将肉在水中煮一下,弃汤食用。

限制肾病患者嘌呤摄入量的同时我们需要关注其体内嘌呤代谢产物的排出量。治疗肾病患者过程中，患者的排尿量就是用于衡量肾脏功能情况的重要指标。正常人尿量为24h 1 000~2 000ml，肾病患者应多饮水，使日尿量保持在2 000~3 000ml，维持一定的尿量，可以促进尿酸的排泄。

20. 肾病患者需要少吃盐吗

世界卫生组织推荐，健康成年人每天盐摄入量不宜超过6g，人体食盐的最低需要量为每天2g，一般情况为3~4g。摄入过多的盐可引起体内钠、水潴留，使循环血量增加，增加心、肾及代谢负担，从而引起血压增高、心脏疾病、肾脏疾病、糖尿病等。但是，如果不恰当的长期严格限盐，可出现低钠血症、患者表现出疲倦乏力、精神不振等。因此，平素盐的摄入当注意适量，肾病患者尤其当注意。

一般认为，肾病患者无水肿及高血压者可不限盐；轻度水肿及轻度高血压患者适宜低盐饮食，低盐饮食要求每天钠盐摄入量控制在3~5g以内；但是出现严重水肿、高血压和心力衰竭的患者应该严格限盐，如不注意控制食盐的摄入，可加重血中水钠潴留，进而使血压增高、心衰加重，出现高血压脑病，严重可导致死亡。在这种情况下，不仅一般食盐不能吃，就连含钠的食物如咸糕点、苏打饼干、咸菜、腌制罐头、酱油等都在禁忌之列,待水肿消退后钠盐量才可逐渐增加。在限盐过程中,可选用代盐品来调味,如无盐酱油。无盐酱油是不含钠的,用钾盐制成,用于尿量每日不少于 1 000ml 的患者,否则会引起血钾升高,影响心脏功能。

此外,新鲜的或干的带香味的菜和香料如葱、姜、蒜、醋、辣椒、花椒大料、胡椒粉或柠檬汁等材料也是限盐患者的不错选择,既能够增加食物的美味又可避免过多摄入盐而导致的不利情况。

21. 肾病患者需要低蛋白饮食吗

对于蛋白的摄取,很多肾病的患者都知道在饮食上要低蛋白,但是很多人不了解为什么要低蛋白饮食?这种饮食方式在肾病的发展中起着什么样的作用?怎样才算是低蛋白饮食?

国内外大量研究发现,肾小球高滤过是促进肾小球硬化和慢性肾衰进展的重要因素。高蛋白饮食可使残余肾小球滤过增加,致残余肾单位肾小管高代谢,而低蛋白饮食则可减轻高滤过,减轻肾小管的高代谢和氧化损害,从而减轻肾单位损害。此外,低蛋白饮食还能使肾间质纤维化的程度减轻,改善蛋白尿,进而减轻尿蛋白诱导的肾小管有害物质的产生,从而延缓肾病进展。

那么,怎样才算是低蛋白饮食?

有些患者对"低蛋白饮食"的概念存在误解,以为不进食蛋白就能减少蛋白从尿里漏出,因此一味强调低蛋白,每天"极低蛋白饮食",甚至"无蛋白"饮食。这些患者被诊断为慢性肾病后就开始控制蛋白饮食,平时只吃素,不吃肉。希望凭借"极低蛋白饮食、无蛋白饮食"来控制病情,结果往往是尿蛋白没有减轻,病情没有好转,反而一天比一天瘦,身体越来越虚弱。最后导致"蛋白质-能力营养不良"综合征,这不但无助于肾病治疗还会造成营养不良,致使免疫力低下,发生感染,加重病情。

事实上,"低蛋白饮食"的指标因人而异。美国全国肾脏病基金会在其 K/DOQI-CKD 指南中建议,指出肾小球滤过率 <25ml/min 者应予以低蛋白饮食[0.6g/(kg·d)];不能接受该饮食方案或该饮食方案不能保证其足够的能量摄入者,可予以 0.75g/(kg·d)。KDIGO(改善全球肾脏病预后组织)指南对蛋白摄入量有所放宽,推荐肾小球滤过率 <30ml/min/1.73m^2 的糖尿病或非糖尿病慢性肾脏病成人,予以 0.8g/(kg·d) 的低蛋白饮食;除非有禁忌,有进展风险者应避免高蛋白饮食[>1.3g/(kg·d)]。

那么我们怎么进行低蛋白饮食呢?

蛋白质作为重要的营养物质,并且含有必需氨基酸,即人体自身不能合成必须从外来摄入的氨基酸,是人体不能缺少的,所以要适量摄入含必需氨基酸较多的动物蛋白质。植物蛋白则应尽量减少食用,因为植物蛋白中主要是粗蛋白,粗蛋白的代谢废物相对多,可加重肾脏负担。至于谷类蛋白质,因其营养价值不是很高,所以也不适合进行低蛋白饮食控制病情的糖尿病肾病患者。但谷类作为主食,减少摄入量又会直接影响食物的摄入总热量,不能支持患者的正常热量需要,因此我们要在保证能量供应足够的情况下限制蛋白的摄入,这样才能很好地达到低蛋白饮食以减轻尿毒症症状及并发症,预防或治疗酸碱平衡和电解质紊乱,改善尿毒症病人营养状况,以延缓病人进入透析治疗时间。此外,接受过低蛋白饮食治疗的慢性肾功能不全患者在进入透析治疗后的自我管理较好,生活质量较高且生存时间较长。

22. 肾病患者摄入蛋白质有讲究

蛋白质是生命的物质基础,与生命及各种形式的生命活动密切相关。过量摄入蛋白质会引起机体代谢障碍,加重肝脏、肾脏代谢负担,引起胃肠道功能紊乱,引起骨质疏松、动脉硬化、心脏病、肝病、肾病等一系列病症。而长期严格限制蛋白饮食则会导致营养不良,影响机体细胞、组织、器官的功能及代谢。因此,适量地摄入蛋白质对人体至关重要,尤其是肾病患者的蛋白摄入。

　　然而"适量"的蛋白质摄入量因人而异,具体饮食情况应根据肾病患者的不同情况来确定和调整。一般认为,肾功能正常的慢性肾炎患者应该摄入正常量的蛋白质,即每天每公斤体重1g。肾功能不全时须限制蛋白质摄入量,以减少血中氮质滞留,从而减轻肾脏负担,延缓慢性肾衰竭进程。参考2005年中华肾脏杂志出版的《慢性肾脏病蛋白营养治疗共识》,慢性肾脏病第1、2期原则上宜减少饮食蛋白,推荐每天每公斤体重蛋白摄入量0.8g。从慢性肾脏病第3期($GFR<60ml/min/1.73m^2$)起应开始低蛋白饮食,推荐每天每公斤体重蛋白摄入量为0.6g,并可补充复方a酮酸制剂0.12g/(kg·d)。饮食中动物蛋白质与植物蛋白质应保持合理比例,一般为1∶1;若GFR已重度下降($GFR<25ml/min/1.73m^2$),且患者对更严格蛋白限制能够耐受,则蛋白摄入量可减至0.4g/(kg·d),并补充复方α-酮酸制剂0.2g/(kg·d)。维持性血液透析患者因透析及酸中毒等可致机体的高代谢状态,引起营养不良,因此建议此类患者每日蛋白摄入量为1.2g/(kg·d),至少50%的蛋白质应为高生物价蛋白。对于维持性腹膜透析患者,除非在摄入1.2g/(kg·d)蛋白的情况下,患者的蛋白质营养状态是充分的,否则推荐摄入1.3g/(kg·d)。

　　根据蛋白质的来源不同可以分为动物蛋白质和植物蛋白质两类。既往认为动物蛋白如鸡蛋、牛奶、瘦肉及鱼肉等较植物蛋白能提供较多人体所需的必需氨基酸,在体内分解后产生的含氮物质较少,故将动物蛋白称为优质蛋白。而植物蛋白质如豆制品、玉米、面粉、大米等含必需氨基酸较少,非必需氨基酸较多,生物效价低,故将植物蛋白称为粗蛋白。

然而,近十几年来,随着对植物蛋白中大豆蛋白的深入研究,发现大豆蛋白较动物蛋白更好地减少肾脏的高滤过状态,更好地控制血压,降低尿蛋白排泄率,降低磷摄入,降低血清脂质水平,改善肾脏炎症状态,改善间质纤维化,延缓肾功能恶化,进而延缓肾病进展。

23. 怎样防止肾病反复发作

肾病的治疗是个漫长的过程,很多患者常因肾病反复发作而使治疗时间延长,病程迁延不仅对肾脏造成进一步损伤,还会对患者心理及经济造成很大的压力,使患者陷入痛苦和烦恼之中。

总的来说肾病反复发作有两方面的原因,一个是外在的原因,是指感染、劳累、用药不规范、情绪不稳定、饮食不节制等。一个是内在的原因,是疾病本身的原因,也就是说由于肾病的病理类型比较特殊,对药物有依赖或耐药等。

对于肾病反复的患者,医生和患者之间必须密切配合,要有足够的耐心和信心,从生活中的每一个细节着手,力争达到最佳的治疗效果。

其一,用药要规范。很多患者对肾脏病的认识度不够,以为治疗一段时间,没有什么明显症状就怠慢治疗或者干脆不再治疗,自以为自己的肾病治好了。其实不然,不论什么疾病,身体的症状消失后必须经过一段时间的巩固治疗。所以,很多急、慢性肾病患者,虽然症状全无,但是很容易复发。有的患者不严格遵照医嘱用药,服药不规律,随意性大;有的患者过分考虑药物副反应,疗程不足便自行减药、甚至停药,这些都是很容易导致肾病复发的原因。

其二,积极防治感染。肾病患者血液中的蛋白大量从尿液中流失,流失的物质包括构成我们免疫防线的免疫球蛋白、补体等,同时体内白细胞功能下降、锌等微量元素丢失,这些都严重削弱了机体对外界致病因子的抵御能力。在肾病治疗中,常用到糖皮质激素、细胞毒性药物等免疫抑制剂,这对患者已经薄弱的免疫防线而言,无异于雪上加霜。因此,肾病患者容易发生感染,包括呼吸道感染、肠道感染、腹膜炎、胸膜炎、皮下软组织感染等。因此,要注意平素尽可能不要吃生冷食物,以免引起肠道感染;辛辣食物易引起口腔、咽喉炎症,最好少吃。要注意刷牙、漱口,避免龋齿,在换牙的前后可以使用漱口水漱口,避免换牙时局部感染。要注意会阴部卫生,勤洗浴,换内裤,避免局部感染。避免过度疲劳,注意增减衣服,预防感冒。尽可能不去环境差、人员密集的地方,必要时戴上口罩。尽可能不和有感染的人接触。发生感染后,患者自己必须慎重对待,切不可掉以轻心,不能私自口服抗生素等处理。因为很多抗生素是有肝肾毒性的,如氨基糖苷类的庆大霉素、卡那霉素,还有四环素类、磺胺类、解热镇痛类等。所以,肾病患者遇到感染,应该去正规医院就诊,在医生指导下用药,方是良策。

其三,配合服用中药或中成药:中医认为疾病的过程,是机体阴阳消长不平衡的过程。因此,临床治疗应"谨察阴阳所在而调之",用药着重于调节机体阴阳平衡,恢复机体"阴平阳秘"的状态,从而达到"正气存内,邪不可干"的目的。配合中药治疗肾病患者,不仅能够改善患者临床症状,减轻病痛,而且能够"扶正祛邪"巩固患者正气,避免外邪侵犯,保持患者稳定的功能状态从而减少肾病复发。

此外,注意饮食,营养要均衡,不要过食肥腻、暴饮暴食,适当多吃蔬菜、水果,适量运动,另外,在肾病治疗期间,一般不主张接种疫苗,需待肾病病情稳定后在医生允许情况下接种疫苗。这些也是防止肾病反复的有效措施。

24. 女性肾病患者可以生小孩吗

女性肾病患者能怀孕生子吗?怀孕、生子对孩子和大人有影响吗？这些问题常常困扰着尚未生育的女性肾病患者。肾病过程中若出现肾功能急剧恶化，说明病情出于活动期，机体免疫反应活跃。妊娠过程中，机体会调整免疫系统的功能，以适应妊娠期的需要，若在肾病活动期妊娠有可能加重肾病病情恶化。但是，只要在肾病科医生的指导下，血压正常、肾功能正常的女性肾病患者，妊娠的成功率可达95%以上。由此可见，大部分女性肾病患者还是有机会拥有一个自己的宝宝的。

有肾病病史的患者，由于肾病治疗过程中所使用的部分药物有致畸风险，因此，建议使用环磷酰胺（CTX）、吗替麦考酚酯（MMF）、血管紧张素转换酶抑制剂（ACEI）、血管紧张素受体拮抗剂（ARB）等药物的患者不能妊娠。若服用此类药物治疗后，病情稳定，在医生的持续指导及监测下，停药3年后可妊娠。如在孕期出现肾病病情迅速恶化，当考虑终止妊娠，若胎儿已足7个月当行剖宫产。

妊娠肾病患者大多既往无肾病病史，在怀孕期间因心、肾负担过重，而引起水肿、尿中泡沫等症状，可在医生指导下口服药物缓解症状，一般在分娩结束后，症状均可自然恢复。若肾病患者病情控制不佳，有大量蛋白尿、高度水肿、高血压控制不佳、肾功能短期急剧恶化等情况，不适宜怀孕。因为大量的蛋白尿可使血浆白蛋白下降，导致严重水肿，血容量增加，使血压升高,如血压控制不佳可并发妊娠高血压综合征,引起高血压性脑病、子痫、死胎,可导致心力衰竭等,从而对孕妇及胎儿产生生命危险。另外,若属遗传性的肾脏疾病患者,妊娠则会将肾病遗传给下一代,给其带来不可避免的痛苦,且妊娠期间孕妇的风险很高,有很大的概率会导致疾病复发或加重。此种情况,则不建议妊娠。

由于肾病情况复杂,对于妊娠、生子有诸多要求,因此有专家慎重说:"有肾病的妇女最好在肾病科医生的指导下妊娠,在未得到医生的允许下千万别冒险。"

25. 肾病会遗传吗

肾脏病有遗传性不可否认,有些肾脏病的发生具有家族聚集倾向,但大部分肾脏病并不遗传,只有小部分肾脏病会遗传给下一代。经常会有患肾脏病的年轻准妈妈准爸爸,担心自己的血尿、蛋白尿会遗传给即将出生的宝宝。对大部分肾脏病患者来说,这种顾虑是多余的。会遗传的肾脏病,家族中往往存在明确的类似病例。比如一个男性遗传性肾病患者,在其家族中兄弟姐妹、表兄弟姐妹和堂兄弟姐妹以及有血缘关系的长辈中一般都有类似的肾脏病。如果家族中有两个或两个以上的人患肾脏病,就要高度怀疑有遗传性或家族性肾病了。当确诊某一种遗传性肾病时,可在专科医生指导下选择是否生育。如果家族中仅患者一人

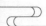

患有肾脏病,则遗传的可能性很小。

下面介绍几种有明确遗传倾向的肾脏病。

多囊肾是一种常见的遗传性疾病。根据遗传方式不同,多囊肾分为染色体显性多囊肾和常染色体隐性多囊肾。后者多发生于婴儿期,临床上较罕见,50%在出生后数小时至数天内死于呼吸衰竭或肾衰竭。前者到青中年后,患者的肾出现无数大大小小的囊肿,直径从数毫米至数厘米不等,且随着年龄的增加,囊肿数量增加,囊腔扩大,多数在30~50岁出现背部或肋腹部疼痛等症状,部分患者病程中会有囊内出血或肉眼血尿。高血压也是常染色体显性多囊肾常见的早期表现之一。一般于中年后出现肾衰竭,60岁以上患者中有半数患者发展至终末期肾衰竭,需透析治疗。

Alport综合征又称遗传性肾炎、家族性出血性肾炎,以血尿、慢性进行性肾衰竭为特征,部分患者合并感音神经性耳聋及眼病,为遗传性家族性疾病。

薄基底膜肾病又称良性家族性血尿,多数患者无症状,一般多因其他目的进行检查或查体时发现。这是一种常见的家族性遗传病,有报道在持续镜下血尿患者中,本病占26%~51%。以反复血尿为主要临床表现,长期预后良好,肾功能长期保持正常。检查直系亲属,往往也能查到镜下血尿。本病诊断依靠肾穿刺活检,电镜检查发现肾小球基底膜弥漫性变薄是诊断的金标准。

先天性肾病综合征：指在出生后 3 个月内发病，临床表现符合肾病综合征，可除外继发所致者，分为两种类型：1. 遗传性：芬兰型，法国型；2. 原发型：指生后早期发生的原发性肾病综合征。

指甲 - 髌骨综合征：又称骨指甲发育不全、遗传性骨指甲发育异常等，是一种少见的遗传性疾病。

如家族中有上述遗传性肾病患者，建议孕前配合医生进行家系调查（包括与患者存在血缘关系的亲属），进行肾脏病的有关筛查。在怀孕后对部分遗传性肾病可进行基因检测，争取早期诊断。

26. 激素治疗肾病的利与弊

通常医生患者口中的"激素"是指肾上腺糖皮质激素，是目前已知最强的抗炎药物。按其作用时间可分为长效、中效和短效三类。长效主要有地塞米松，中效主要有泼尼松（强的松）、泼尼松龙（强的松龙）、甲泼尼龙（甲基强的松龙），短效主要有氢化可的松、可的松。目前临床上用于治疗肾病的主要是中效激素。

利：

糖皮质激素是治疗肾脏病，特别是原发性肾病综合征的基础药，其改善蛋白尿、延缓肾衰竭进展的疗效经过 50 余年的验证，毋庸置疑。不论是肾病综合征还是其他的慢性肾病，尿蛋白都是影响肾脏预后的独立因素；因此控制尿蛋白是治疗肾病的重中之重。糖皮质激素用于肾病治疗，不仅可以有效控制尿蛋白，迅速缓解肾病患者的临床症状如浮肿、纳差、泡沫尿等，而且对长期预后有着至关重要的作用；此外对肾移植患者而言，激素可以减轻移植的排斥反应。

弊：

虽然糖皮质激素是治疗肾病综合征的首选药物之一，但其在治疗过程中的副作用也不容忽视。主要有以下几个方面：

（1）物质代谢和水盐代谢紊乱：长期大量应用糖皮质激素可引起物质代谢和水盐代谢紊乱，出现类肾上腺皮质功能亢进综合征，如浮肿、低血钾、高血压、糖尿、皮肤变薄、满月脸、水牛背、向心性肥胖、多毛、痤疮、肌无力和肌萎缩等症状，一般不需特殊治疗，停药后可自行消退。但肌无力恢复慢且不完全。低盐、低糖、高蛋白饮食及加用氯化钾等措施可减轻这些症状。

（2）诱发或加重感染：糖皮质激素具有强大的免疫抑制作用，可抑制机体的免疫功能，且无抗菌作用，故长期应用常可诱发感染或加重感染，可使体内潜在的感染灶扩散或静止感染灶复燃，特别是原有抵抗力下降者，如肾病综合征、肺结核、再生障碍性贫血病人等。

（3）消化系统并发症：糖皮质激素能刺激胃酸、胃蛋白酶的分泌并抑制胃黏液分泌，降低胃黏膜的抵抗力，故可诱发或加剧消化性溃疡，糖皮质激素也能掩盖溃疡的初期症状,以至出现突发出血和穿孔等严重并发症,应加以注意。长期使用时可使胃或十二指肠溃疡加重。在合用其他有胃刺激作用的药物(如 aspirin、indometacin、butazolidin)时更易发生此副作用。对少数患者可诱发胰腺炎或脂肪肝。因此服用激素之前,最好先吃点食物,并坚持口服护胃药。

（4）心血管系统并发症:长期应用糖皮质激素,由于可导致钠、水潴留和血脂升高,可诱发高血压和动脉粥样硬化。因此服用激素者,最好控制盐的摄入,低脂饮食。

（5）骨骼和肌肉系统:骨质疏松、骨无菌性坏死及椎骨压迫性骨折是各种年龄患者应用糖皮质激素治疗中严重的并发症。因为激素能抑制成骨细胞活动,抑制肠钙吸收,阻碍骨质生成,增加骨质吸收,从而导致骨质疏松。所以为防治骨质疏松宜补充维生素 D 及钙制剂。

（6）中枢神经系统:激动、失眠、抑郁、依赖性等。

（7）皮肤表现:面部红斑、紫纹、薄而易碎的皮肤等。

（8）对下丘脑 - 垂体 - 肾上腺皮质系统的抑制作用:抑制儿童的生长发育。

（9）其他:此外,糖皮质激素由于抑制蛋白质的合成,可延缓创伤病人的伤口愈合。还可引起白内障和青光眼、类固醇性糖尿病等。

由此可见,激素虽然是治疗肾病综合征的首选药物,同时是很多肾病治疗的一线选择,但其副作用也必须引起重视,毕竟,激素就像一个"双刃剑",适用证和禁忌证如果掌握不好,不仅对疾病无益,反而可能对身体产生更大的伤害。

27. 肾病要切掉扁桃体吗

肾病患者常并发慢性扁桃体炎,而慢性扁桃体炎反复发作是导致肾病复发和迁延不愈的重要因素之一,扁桃体切除术为根除慢性潜在感染的方法之一,已作为慢性肾病患者的一种辅助治疗手段。

然而,不是所有的肾病患者均需行扁桃体切除术,该手术有着非常明确的适应证:扁桃体感染后尿检结果恶化,轻中度肾损害;肾功能明显损害者是禁忌行扁桃体手术的;一般扁桃体切除对扁桃体感染后出现血尿的 IgA 肾病患者效果较好。

在病原体感染时,扁桃体内的淋巴细胞是作为抵抗病原体和食物抗原进入上呼吸道及消化道的第一道防线。人体的扁桃体具有许多陷窝,其表面积的总和相当于咽部的 7 倍,极大地增加了扁桃体上皮下淋巴组织与外界抗原接触的机会,但这些陷窝也有可能成为病原体的藏身之处。一旦陷窝口被堵塞,或者机体抵抗力下降时,细菌等便会迅速繁殖,导致扁桃体发炎、肿大,甚至化脓。此时,扁桃体的局部免疫作用不但很小甚至消失,还会成为病原体的温床,医学上称之为"病灶",由此常可诱发 IgA 肾病等肾小球疾病。

在周围免疫器官中,扁桃体的免疫功能处于次要地位(以脾脏和淋巴结的免疫功能为主),虽然扁桃体摘除会降低血清和黏膜分泌型 M 的水平,尤其在儿童明显,但不会导致明显的免疫缺陷,不会增加免疫调节疾病如上呼吸道感染的发病概率。而慢性扁桃体炎反复发作使正常的扁桃体组织被炎症和纤维瘢痕组织所代替,免疫功能下降,这样的扁桃体还带有大量的致病菌和毒素,对机体造成危害。

扁桃体切除可能会导致"激惹现象",即血尿、蛋白尿加重,但多在术后 2 周内逐渐消失。

扁桃体切除术虽具有病变清除彻底、损伤小、比较安全可靠的特点,但有可能发生一些手术并发症,如出血、感染、发热、肺炎及应激性溃疡等。术前常规请耳鼻咽喉科手术医生认真会诊,确定扁桃体肿大程度,有无急性炎症,有无脓栓形成,扁桃体窝局部其他情况。在详细了解病史、过敏史及既往史,注意有无慢性呼吸道疾病,出血性疾病及胃病等的基础上,进行健康宣教。术前注意避免感冒,以免引起手术感染。注意饮食起居,保证充足休息和睡眠。

扁桃体切除不仅可清除病灶、避免其感染所引起免疫应答而加重肾脏损害,而且去除了影响激素敏感性的因素之一,临床疗效确切,具有可行性,较为安全。

28. 肾病要补肾吗

　　大多数人一提起肾病,很自然都会联想到"肾虚"与"补肾",那么,肾病真的需要补肾吗? 中医跟西医一样,其治疗也需要有一定指征,补肾必须在肾虚的情况下才有效;并不是所有肾病都需要补肾,如泌尿系感染、尿路结石及部分血尿、乳糜尿等病,其中医的病机很少有肾虚的因素,主要是由于下焦湿热引起,因此通常不需要补肾,反而需清热利湿通淋等治疗。肾病要不要补肾,关键是看肾病存不存在"肾虚"。下面让我们从中医对肾的认识及肾脏病中肾虚证的形成来解答为什么大多数肾病要补肾。

　　中医认为肾为先天之本,其功能包括肾主水、藏精、主骨生髓、主纳气等,涵盖了西医学泌尿、生殖、内分泌、神经等系统相关生理功能,在中医五脏学说中属于非常重要的一个脏器。中医认为肾所藏的"精",是生命活动的基础物质,它又可分为肾阴、肾阳两个方面,肾阴为人体阴液的根本,肾阳为人体阳气的根本,总的来说肾精能促进人体的生长繁殖,调节脏腑之精以供其活动需要,同时能生髓、养骨、补脑,并参与血液的生成,提高机体的抗病能力。正常情况下,肾的精气充盈,肾阴对脏腑组织能起滋养、濡润作用,肾阳对脏腑组织能起温煦、推动作用,则人体骨坚齿固、脑健发荣、耳聪听灵、轻劲多力，表现为精力充沛、生殖力强、生命力旺盛的正常生命现象。肾虚的情况下，由于肾的精气不足，则会出现精神疲乏、头晕耳鸣、健忘、注意力不集中、发枯、脱发、腰脊酸痛、遗精阳痿、不育不孕等"虚"的临床表现。

中医认为引起肾虚的原因有很多，常见的有：先天禀赋不足、年老肾精自衰、房劳伤肾、邪毒（如尿酸结晶、药毒、重金属等）犯肾、他病及肾等，对于肾脏病的患者来说，这些都不是主要的，因为引起他们肾虚的最常见也最主要的还是肾脏疾病本身！前面我们提过，肾有"藏精"的功能，当人罹患肾脏疾病时，他们不一定会出现精神疲乏、健忘脱发、腰脊酸痛等肾虚症状，但绝大多数会出现尿检异常（如蛋白尿、镜下血尿等），这往往提示"肾藏精"的功能出现异常了，肾脏无法实施"封藏"的功能，即无法正常 hold（藏）住肾精，导致精微物质外泄所致，长期的尿蛋白、血尿又会导致肾精更不足，肾更虚，中医经典《黄帝内经·素问》所说的"精气夺则虚"就是这个道理。肾气虚又会进一步减弱肾藏精的功能，导致蛋白尿、血尿加重，形成恶性循环。

中医历来主张"治未病"，对于大多数肾脏疾病，如慢性肾小球肾炎、慢性肾功能不全、慢性肾盂肾炎、糖尿病肾病、肾病综合征、高血压肾病、狼疮性肾炎、过敏性紫癜性肾炎、痛风性肾病、慢性小管-间质性肾炎等，只要检验出蛋白尿和肾性血尿，均提示有肾虚的存在，见微而知著,这个时候我们提倡早期应用补肾以固本,并不需要等到患者出现明显肾虚症状才进行治疗。

29. 中医治疗肾病有什么特色和优势

中医治疗肾病有着西医不可比拟的特色和优势,首先我们应该认识到,尽管西医学对肾脏病的研究已经深入到分子生物学,但对于大多数慢性肾脏病,尤其是慢性肾衰竭的治疗仍缺乏有效的治疗措施。其治疗方法大致有:免疫抑制治疗、控制高血压、控制血糖以及对症治疗等,对于尿毒症期则只能给予肾脏替代治疗:如血液透析、腹膜透析以及肾移植等。正确应用中医中药治疗肾病既能有效控制蛋白尿和血尿,又可以改善水肿、疲劳、腰痛等症状,还能改善患者体质、预防复发、延缓患者肾功能进展;此外,配合西药治疗还可以提高西药疗效,有效减少西药在治疗肾病过程中带来的副作用。

总的来说,中医治疗肾病有以下特色与优势:

(1)强调"治未病"。肾病一旦发病后便难于治疗,因此最好的办法是在其发病之前或进入慢性肾功能不全之前即阻止其发生,可以说,"治未病"是治疗肾病的上上之策。中医学在治疗上历来防重于治,"治未病"是中医重要的防治原则,早在两千多年前春秋战国时期成书的《黄帝内经》就已经提出了"不治已病治未病"的预防思想,强调的是未雨绸缪,防患于未然,其内涵包括"未病先防""既病防变"与"瘥后防复"三方面。中医"治未病"思想是对健康的超前认识,尤其对肾病的预防与治疗有着重要意义,其具体体现在:在发病前通过增强患者体质及免疫力,避免发病;治疗过程中避免合并其他病症;临床治愈后避免复发;复发时避免恶化等。

（2）注重病人的心理疏导。大多数肾脏病的病程都比较长,病情复杂,容易复发甚至加重恶化,病人情绪易波动,或易产生悲观情绪,性情抑郁,悲观烦躁。中医很注重病人的心理疏导,中医恬淡虚无的养生观能帮助病人认识和适应疾病,树立战胜疾病的信心,以及打持久战的准备与耐心,同时指导病人活动、锻炼,增强体质,预防复发。

（3）整体治疗原则。中医区别于西医的很重要的一点就是整体观,中医的整体观相对于西医学来说是大人体观,中医不仅要从生物学角度分析患者的病情变化,也要从社会-心理学角度全方位地认知其疾病的发生发展。肾病是一个复杂的系统性问题,病因多种多样,机制不尽相同,病理改变多样,临床表现和预后迥异。如何根据不同病因、不同病情、不同时期采取针对性治疗,需要整体统筹考虑,原发性与继发性,有无合并症,激素是否敏感,撤药是否容易复发等等。按照中医学的观点,慢性肾脏病的病位虽然在肾,但与其他脏腑及气血均有关系。如肾病综合征(简称肾综)的高脂血症不仅加剧肾脏的病理损害,也可导致全身血管病变和动脉粥样硬化,血液高凝状态还可导致血栓形成,大量尿蛋白丢失导致免疫功能低下,若加用免疫抑制剂,易于合并病原微生物感染;反过来这些合并症又加剧肾小球的局部病理改变,使病程迁延;疾病的折磨、经济上的负担,应用激素的副作用给病人身心造成很大的摧残等。肾综的临床表现为水肿,中医认为水肿为多为肺、脾、肾三脏功能失调所引起,水湿困脾就会导致痰浊内生,而这些痰浊在体内就表现为高脂血症,患病日久,痰瘀互结阻络或瘀血阻络就会导致血栓形成,大量尿蛋白丢失中医认为是人体所需的精微物质外泄,这些精微物质的丢失导致肺、脾、肾更虚,气血也更加虚弱,从而免疫力降低;肺、脾、肾更虚则更不能固摄精微物质,更不能运行水液,从而加重病情;另外,疾病长期难愈必然会导致患者情绪抑郁,影响肝的疏泄功能,使疾病的病情更加复杂多变。因此,中医治疗肾病除了考虑疾病本身之外,还需从多方面、多角度对人体的生理病理状态进行了全面统筹考虑、整体治疗。

(4)既讲究辨证论治,又有专方专药。中医治疗肾病不仅仅是要根据肾病的病理类型进行考虑,最重要的是要辨证施治,也就是要根据患者当时病理生理状态、症状、舌脉象及体质因素、精神状态、年龄、性别,甚至饮食习惯等综合判断,给予个体化的治疗。近年来,经过众多现代肾脏病中医名家的总结与观察,也研发出一些治疗肾病的专方专药,如治疗慢性肾衰竭的中成药尿毒清颗粒、海昆肾喜胶囊、百令胶囊、金水宝胶囊,治疗慢性肾炎的雷公藤多苷片、保肾康、昆仙胶囊、正清风痛宁片,治疗痛风性肾病的痛风定胶囊等。这些专方专药为肾病患者提供了更多有效且副作用更小的选择。

（5）拥有多种特色疗法,治疗手段多样。中医药治疗肾脏病的方法丰富,除了口服中药外,还中药外敷脐部、隔药灸、中药保留灌肠（中药结肠透析）、中药药浴（中药皮肤透析）、电脑激光肾病治疗、针灸、按摩、理疗、耳穴压豆、食疗、气功、心理疗法等治疗方法,为肾脏病的治疗提供了较多的选择余地,因此治疗方法的多样性和个体化是中医药防治肾脏病的主要特色。

30. 中药喝久了伤肾吗

中草药一向被人们认为毒副作用少、使用安全,很多被慢性疾病缠绕的患者选择长期服用中草药来减轻痛苦。然而,近年来对中草药毒副作用的报道引起了人们的广泛关注,部分人士开始质疑"中药喝久了不会伤肾"。

据统计,有可能致肾脏损害的中药主要有三类:第一类为植物类中药,有雷公藤、草乌、木通、益母草、苍

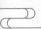

耳子、苦楝皮、天花粉、牵牛子、金樱根、土贝母、马兜铃、土荆芥、巴豆、芦荟、大枫子、山慈菇、曼陀罗花、钻地风、夹竹桃、大青叶、泽泻、防己、甘遂、千里光、丁香、钩藤、白头翁、矮地茶、苦参、土牛膝、望江南子、棉花子等；第二类为动物类中药，有斑蝥、鱼胆、海马、蜈蚣、蛇毒等；第三类为矿物类中药，有含砷、汞、铅类和其他矿物类等。中草药的毒副作用主要表现在如下几个方面：①中草药本身有肾毒性。中草药所含毒素成分直接或间接使肾小管损伤、坏死。如木通所含的马兜铃酸，可使部分肾小管上皮细胞肿胀、脱落，肾间质大量炎细胞浸润，肾小血管壁缺血。②中草药引起的过敏反应。机体特殊反应状态下，某些中草药可作为过敏物质，进入人体内导致全身过敏，从而引起局部急性过敏性间质性肾炎。③药物服用过量或长期应用使药物蓄积致肾损害。部分中草药超量服用，会导致严重的肾损害。④煎制方法不当。部分中草药有特殊的煎煮时间要求，一定要严格执行。如附子、雷公藤要久煎，随煎煮时间延长而副作用减少，山豆根则随煎煮时间加长而毒副作用增强；用铝锅、铁锅等煎药，因为器具不当，也可增加毒性。

实际上，中医不但不否认中药的毒性，而且对其毒性有着比较深刻的认识。《本草纲目》中就明确记载了某些药品的毒性，以及安全用量。古人总结出配伍用药的"十八反""十九畏"。而且某些药物还明确注明其肾毒性及肝毒性。中医讲究"整体调理、辨证施治"，用药有"君、臣、佐、使"，就是让人们使用中药时要区分个体，因人而异，因时而异。中医很讲究配伍，恰当的配伍可以降低药物毒性，增强疗效。中药的煎服也很有讲究，对于解表、芳香类药文火不宜煎煮过长（15min左右），避免药性挥发，药效降低。而厚味滋补药则用文火长时间煎，可使药效尽出。乌头、附子等毒性药适合慢火久煎，可以减低毒性。需要注意的是，如药物煎煳必须扔掉，不可加水再煎。因为煳掉的中药有很强的毒性，可以致死。

　　部分中草药虽然有肾毒性，但在合剂中（比如中药方中）或煎煮后，由于各药的相互作用，大多可以减轻或消除其肾毒性，尤其是像益母草、防己、厚朴、黑豆、生蜂蜜、泽泻、虎杖、补骨脂、大蒜、大青叶、海马等常用中药，更是不必太过担心。一般肾毒性多在长期、单一服用某药的时候容易发生，需注意避免。对于需要长期使用中药的患者要在医生指导下，通过辨证用药、组方配伍、正确炮制、改变煎药方法、控制用药剂量等办法，减少中药的毒性。

31. 怎样应用六味地黄丸

　　六味地黄丸对于大家都不陌生，但是对于它的用处，大多数不懂中医的人可能只知道它是补肾良方，更多是把它当做保健品常年服用。结果病没见好转，反倒肠胃出现了一些问题。这其实是大多数人对六味地黄丸的认识有误区。尤其是肾病患者，大多认为有腰酸乏力的症状，就是肾虚，应该补肾，于是自行服药，却久不见效。

中医补肾，有阴阳之分。六味地黄丸始创于《小儿药证直诀》，系北宋名医钱乙之名方，由熟地黄、山萸肉、山药、泽泻、牡丹皮、茯苓六味药组成，故名六味地黄丸。总体来讲六味地黄丸的功效为滋补肾阴，为治疗肾阴不足的良方。临证中，必须分辨出机体是阴虚还是阳虚，然后再选择合适的药物进行治疗，即中医所说的辨证论治。如果阳虚患者，长期服用滋补肾阴的方剂；而阴虚患者，长期服用温补阳气的药物，那无异于雪上加霜，病情怎会逆转。此种治法与西医存在很大的区别，西医往往强调某病当服用某药，不问症状如何。中医对同一疾病不同症状的患者进行深入地证型分析，例如：同样西医诊断为肾小球肾炎的患者甲和乙，甲表现的是腰膝酸痛，手脚心发热，盗汗，舌红，少苔，脉细；而乙表现的是腰膝酸软乏力，容易出汗，舌淡胖，脉沉。那么甲在中医的辨证对应的是肾阴虚，此时运用六味地黄丸那就会有效；而乙辨证则是肾阳虚，如果也运用六味地黄丸那可能会导致病情的加重，所以服用中药前不能用西医的病名去找到对应的中药方剂。

那么在生活中我们怎样去辨别哪个是肾阴虚哪个是肾阳虚呢？

肾阴虚的临床表现有：腰酸腿软，口干，烦躁，手心发热，盗汗，头晕耳鸣，脱发，牙齿松动，记忆力减退，性欲减退，遗精、早泄，舌红，少苔，脉细数。

肾阳虚的临床表现有：腰痛而且发凉，腰膝冷痛，畏寒怕冷，手脚冰凉，尿频，小便清长，大便溏薄，舌质淡胖，苔白，脉沉细。

当你符合上述阴虚表现时，才能服用六味地黄丸。六味地黄丸虽然是治疗肾阴虚的良方，但也不能天天吃，药物都有偏性，而中医治病往往就是借助药物的偏性而使人体达到阴阳平衡，当人体的阴阳平衡后，你再服用药物，那就会再次打破身体平衡。

32. 肾病怎样食疗

中医认为，肾为先天之本，脾胃为后天之本，先天之本需要后天之本的补益资生下方可生化无穷。因此，肾病的食疗非常重要，但又不可盲目进补，应具体问题具体分析，根据病人、病情的变化而选用合适的食疗方案。一般来说，在肾功能正常的情况下，选择范围比较广泛，中医许多补肾健脾的食疗方均可酌情选用。如选用党参、黄芪、红枣等健脾补气，怀山药、薏米、茯苓、陈皮、白豆蔻、砂仁等健脾化湿和胃，枸杞、杜仲、牛膝等补肾强腰,可配合瘦肉、排骨、鸡肉、鸭肉、牛肉等煲汤食用。还可选择各类糙米、杂粮类煲粥食用以养胃气益精气。如水肿明显,可选择鲫鱼配合健脾化湿类中药蒸煮食以利水消肿,单味玉米须或白茅根煎服代茶饮也是不错的选择。如果出现了肾功能不全,那食疗方案就要慎重选择了。因为肾功能不全的患者本身肾脏滤过功能受损,而人体内的代谢产物主要来源于饮食中的蛋白质成分,因此,为了减轻残存肾的工作负担,蛋白质摄入量必须和肾脏的排泄能力相适应。比如,当血肌酐为 170~440μmol/L 时,蛋白质以每天每公斤体重 0.6g 为宜,有大量蛋白尿者,每丢失 1g 尿蛋白,可额外补充 1.5g 蛋白质。当血肌酐超过 440μmol/L 时,蛋白质的摄入量应进一步减少,以每天总量不超过 30g〔0.4g/(kg·d)〕为好。但是如果一味追求限制蛋白质摄入,将会导致病人出现营养不良,体质下降,效果并不好。在补充蛋白质时还需注意其他营养素的均衡,例如:蛋黄、肉松、动物内脏、乳制品、骨髓等,由于磷的含量较高不宜食用,因为磷的潴留可促使肾脏的功能进一步恶化。在无浮肿及高血压的情况下,肾病患者应少盐饮食,每日摄入盐量为 4g 左右,包括食盐、酱油、鸡精等各种调味料中的钠盐量。在有浮肿、高血压的情况,应低盐饮食,每日摄入盐量为 2~3g,或无盐饮食,每日摄入盐量小于 0.5g,忌食含盐高的食物,如咸菜、咸蛋、腌肉、酱菜、皮蛋、豆腐乳等。总之,出现肾功能不全后,肾病患者的食疗方案应及时与医生沟通,以期合理安排。

33. 肾病怎样心疗

在中医学说里,疾病的病因有多种,情志致病是其中重要的一条。中医谓五志过极伤及五脏,其中喜伤心,怒伤肝,悲伤肺,思伤脾,恐伤肾。喜、怒、忧、思、恐五种情志,是以五脏精气为其物质基础的。这些活动过度,就会损及五脏精气,或影响脏腑气机失调,从而导致疾病的发生。这是指情志致病中不同情绪有其特定的脏腑致病趋向性或者亲和性,但同时基于中医整体观念、五脏相关的理念,实际上各种不良情绪对各个脏器都能产生不良影响。因此,调摄情志即心疗是中医治病中的重要方法。就肾病患者而言,心疗主要应重视两方面的内容:其一,要正确对待疾病,发病之初要摒弃恐慌心理,不能一蹶不振,亦不能听之任之。肾病是可防可治的,虽然治疗周期较长,但只要树立信心,积极配合医生治疗,是完全可以控制并稳定的。治疗过程中,要持之以恒,服药、复查等不能三天打鱼,两天晒网,要保持健康的生活方式,做到饮食有节、起居有常,要保持正常的治病心态,不能指望一步登天、一蹴而就,须知"病来如山倒,病去如抽丝",从量变到质变总是需要一个过程的。这一点可概括为

"稳心",即不被疾病打倒。其二,要选择自己信任的正规医疗机构,选择一位信任的医生,坚持治疗,不要好高骛远,不要见异思迁,更不能病急乱投医,要配合医生制定一套适合自己的治疗方案,定下后不随意更改,自然就不会时时焦虑惶恐了。此之谓"定心"。即《大学》所言:"知止而后有定,定而后能静,静而后能安,安而后能虑,虑而后能得。"这样就不会被疾病所役,失去自己的本心。

因为肾病常常是慢性病,甚至伴随人的大半生,因此掌握心疗的方法对提高生活质量,促进疾病康复有着积极的意义。

34. 肾病从脾论治

中医认为,脾居中焦,为后天之本。肾居下焦,为先天之本。脾主运化水谷精微的功能,需借助于肾阳的温煦,故有"脾阳根于肾阳"之说。肾中精气则有赖于脾运化的水谷精微来培育和充养,才能不断地充盈和成熟。因此,脾肾二脏在生理上的联系是先天与后天的关系,它们相互资助,相互促进。从中医脏象学说的角度上来说,先天之气是指肾中所藏的精气,后天之气是指脾胃运化的水谷之气,先后天之精气不是一成不变的,而是存在一定的可变性。出生前虽属先天,但由于胎儿不断受到母体后天水谷之精的滋养,故先天中亦有后天;出生后虽属后天,但由于先天之精依然存在,且持续终生,故后天中也有先天。可见,先天与后天虽有分,但分中有合,合中有分,两者既相互独立,又融为一体,既各有所主,又同时并存。先天与后天之所以可以同时并存,由上可见,肾气的充盛与否,与脾的运化功能健旺与否密切相关,脾主运化功能健旺,则肾气有所充盛,因此,肾病可以通过治脾来完成。

大部分肾脏病,尤其是慢性肾炎、IgA 肾病、狼疮性肾炎、过敏性紫癜性肾炎等肾小球疾病的发病机制表明,这些肾脏疾病都是免疫介导性疾病,因此,西医学对这类疾病的治疗主要就是应用糖皮质激素、烷化剂、环孢素 A、霉酚酸酯、雷公藤多苷等免疫抑制剂抑制其过度的免疫反应。普遍认为,脾虚时机体一般会处于免疫功能低下的状态,而中医健脾益气法能有效改善患者免疫低下的状态。越来越多学者认识到,慢性肾脏病的基本病机是脾气虚弱,由此导致机体免疫功能失调,从而诱发其异常免疫反应。因此,中医治疗肾脏病的思路主要是通过健脾益肾等方法增强患者体质,提高机体免疫力,从而提高患者的免疫反应阈值,防止其发生免疫反应。而要增强患者机体免疫力,则必须通过健脾来实现。中医历来都强调脾胃的重要性。脾胃在一年四季中对人体抗御外邪起着重要的防卫作用,脾胃的盛衰,关系到人体抗病能力的强弱,故张仲景有言"四季脾旺不受邪"。我们在临床观察中也发现,

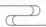

肾病患者经健脾治疗后精神状态及食欲可明显改善，随后其营养状况及免疫功能也会得到逐渐恢复，与之同步的诸如蛋白尿、血尿、水肿等临床症状均会有不同程度的改善。而这类患者经中医长期健脾治疗，脾胃健旺，元气充足时，临床治愈后即使偶有感冒发热亦不会轻易复发。因此，肾病可从脾论治。

35. 肾病从风论治

风是大自然最常见的自然现象之一，属于中医所说的"六气"（风寒暑湿燥火）之一，当六气出现反常，表现太过、不及，则称之为"六淫"邪气，可侵犯人体，使人患病，因此风也是中医病因之一。《素问·风论》中记载："风者，善行而数变，腠理开，则洒然寒，闭则热而闷。"因其他病邪皆可依附于风邪进入人体，所以《素问·骨空论》又有"风为百病之长""风者，百病之始也"等理论概括。

中医在两千多年前就认识到肾病的发生和风的关系密切，在传统中医文献中对肾病已经有"风水""肾风"的名称记载。《素问·水热穴论》篇曰："勇而劳甚，则肾汗出，肾汗出逢于风，内不得入于脏腑，外不得越于皮肤，客于玄府，行于皮里，传为胕肿，本之于肾，名曰风水。"基于这些理论基础，越来越多的中医学者认识到治疗肾病与风邪的关系十分密切。

目前,肾病从风论治的思路主要有以下几方面。

(1)健脾固肾:中医认为,肾是人体的先天之本,而脾为人体的后天之本。肾作为先天之本,有储藏人体先天精气、固肾护肾的功能;脾作为后天之本,有运化人体气血津液的功能,是人体气血生化的源泉。通过健脾固肾,加强后天之本运化水谷精微的功能,使先天之本得以充养而发挥温煦蒸腾的作用,这是人体"正气存内",从而祛除风邪,达到"邪不可干"的重要途径之一。

(2)宣肺祛风:中医认为风邪容易侵袭人体肺脏,肺脏受风之后,除了表现出感冒症状外,还因肺的气化功能失调、水道不通,而出现小便不利、水肿等症状。这些在中医诊断为"风水",与西医学中急性肾炎、慢性肾病急性发作相关。在这些病的治疗中,治疗水肿多选用宣肺祛风的药物,以达到宣肺、祛风的作用。通过治疗,使肺得以清肃,使水道得以通畅,则小便通利,水肿消散,从而达到"上源清,则下源自畅"的功效。

(3)祛风除湿:湿邪随风邪进入人体合而发病,是肾病迁延不愈的重要原因。湿邪随风邪进入人体,阻碍气机,气血津液运化不畅,则可进一步出现其他病理产物。湿邪在体内日久化热,生成湿热,可进一步加重病情。临床治疗上采用祛风除湿的方法,在发散风邪的同时,祛除湿邪,畅通人体气机,气血津液得以正常运行,有利于肾病的治疗。

（4）祛风理血：中医理论中关于"风"与"血"的疾病关系有一条经典的论述："治风先治血，血行风自灭。"血瘀是肾病过程中一个重要的病理产物。祛风理血法，是指运用凉血、活血、止血及祛风的药物，达到理血祛风的功效，使滞留的风邪也随而消除的一种方法，对于肾病的治疗，常能达到一药多效。

总之，中医认为肾病从风论治是一种行之有效的临床治则。现代药理研究证明多种祛风药具有抗炎、镇痛、解热、降压作用，其对免疫功能紊乱具有很好的调节作用，这对急慢性肾病的治疗无疑是完全适合的。

36. 肾病从瘀论治

瘀，《说文解字》里注解："瘀，积血也。"所以瘀又称为瘀血。在中医理论中，瘀既是产生肾病的病因，又是出现肾病后长期气血运行不畅而产生的病理产物。两者互相影响，使肾病病势缠绵日久。瘀还可以引起一系列病理变化，可使患者在肾病过程中出现各种各样的症状，这也与多种肾病的病变特点相吻合。

肾病的中医辨证还需要分寒热虚实，热证血瘀主要由热邪、温毒等病所导致；寒证血瘀主要因感受寒邪而引起，多见于血脉及肢体经络的瘀证。单独的瘀证及气滞所致血瘀，一般属于实证的范畴；由于气虚不行、津亏不运及阳气衰微所导致的病证，以及瘀证日久,耗伤正气,兼见气、血、阴、阳亏虚者,属于虚证。但严格说来,瘀证的虚证属于虚实夹杂的病证,虚指气、血、阴、阳亏虚,实即指瘀血阻滞。纵观肾病,发现血瘀证存在于大多数肾病的所有过程,不单存在于肾病慢性过程,甚至在急性过程也有表现;不只是原发性肾小球疾病,在继发性肾小球疾病也有出现;不仅是肾小球疾病,非肾小球疾病的发病及其演变都体现了"瘀"之特点。

在针对"瘀"的肾病治疗上,糖尿病肾病是被研究得较多的。瘀血既是糖尿病的致病因素,也是糖尿病的病理产物,瘀血也是糖尿病肾病出现和发展加重的原因,因此活血化瘀是防治糖尿病肾病的关键。《黄帝内经》经文提及的七情致瘀发为消渴理论为糖尿病并发症的中医辨证施治从血瘀着手提供了理论依据。《素问·奇病论》中记载:"有病口甘者病名为何?何以得之?……名曰脾瘅……治之以兰,除陈气也。"后世医家对"兰"的理解以佩兰、泽兰为多,以其二药共有活血化瘀、利水化浊之功效,由此可知糖尿病治疗应用活血化瘀法由来已久。近代最先提出活血化瘀治疗糖尿病的是祝谌予老先生。研究表明,活血化瘀中药可纠正糖代谢紊乱、调节脂代谢异常、降低蛋白尿、保护肾功能、调整凝血与抗凝血失衡、改善血液流变学等,从而预防并改善糖尿病肾病。

37. 肾病从毒论治

毒,在古代医药典籍中具有多重含义,如病邪、病证、药物、治疗等。《黄帝内经》中首先提出了寒毒、热毒、湿毒、燥毒、大风病毒等概念。自"毒邪"概念提出以来,就有不少医家开始将毒邪学说引入肾病领域,众多医家认为"毒"在肾病的发生发展过程中是一种不可忽视的病理因素。随着临床实践的发展和现代生理病理机制的深入研究,以及对传统毒邪认识的深化,进一步认识到毒邪是肾病的主要致病因素之一。现今众多医家已经认识到肾病从毒论治的重要性。肾病从毒论治,也已经成为肾病病因学及治疗学中新的热点。

现代医家多认为毒为邪气长时间蓄积体内不能疏散,郁积日久,超过常态而形成的一种病理因素。风毒、湿毒、瘀毒等毒邪均是肾病的主要致病因素。风毒郁积体表而内陷,可导致肾炎的复发、迁延不愈。湿毒重浊、黏滞,易损伤脏腑、腐败血肉,阻滞气机。湿毒侵袭肾脏,可导致水肿、二便失调等症状。瘀毒为多种病邪致病之后,产生瘀血长时间停积于体内而形成,在临床上可出现面色黧黑、晦黯、腰痛固定或刺痛、肌肤甲错、皮肤瘙痒等症状。另外,药毒对肾脏的损害也越来越被研究者重视。特别是近年来"马兜铃肾病"的出现引起了临床的警惕。现代研究表明,常见的能引起肾功能损害的药物主要有木通、防己、槟榔、雷公藤、土牛膝、草乌、全蝎、蜈蚣、巴豆等。有毒的药物,合理使用可治疗疾病,如果没有充分依据和用药经验,就需要避免盲目使用。

近年来研究发现,多种清热解毒类中药具有清除抗原、抑制活性免疫细胞产生及抑制过敏介质释放的作用。如雷公藤,现代研究证明其具有较强的非特异性抗炎作用与免疫抑制作用,大量临床研究证实雷公藤对于肾病具有肯定的疗效。传统文献中,认为其有大毒。通过现代研究将雷公藤选为治疗肾病的药物,是"以毒攻毒"疗法的范例。

针对肾病不同的毒邪,采用不同的治疗方法。如以风毒为主,在治疗的时候宜选用祛风清热解毒的方药,以透毒外出;湿热瘀毒明显的肾病患者,在治疗上宜选用凉血化瘀、利湿解毒的药物;痰毒明显的患者,可采用化痰解毒的方法,以流畅血脉,醒神开窍;溺毒症状突出的患者,在治疗上可采用通腑泄浊解毒的方法。在解毒的同时,可配合健脾固肾等方药合用,以达到祛毒与扶正并举的目的。

第五章

肾病怎样预防

1. 警惕上呼吸道感染

上呼吸道感染简称上感,又称普通感冒,是包括鼻腔、咽或喉部急性炎症的总称。70%~80% 的上感由病毒引起,主要有鼻病毒、腺病毒、流感和副流感病毒、呼吸道合胞病毒、柯萨奇病毒等,另有 20%~30% 可由细菌感染引起,以溶血性链球菌最为常见。本病多呈现自限性特点(即通过机体免疫系统的工作,包括巨噬细胞吞噬病原体、T 细胞激活、B 细胞产生抗体与病原体结合等过程,经过一段时间后可以完全清除病毒,恢复机体功能)。但有时病原体也可导致机体免疫功能紊乱,此时体内的免疫细胞不但不吞噬病原体,反而把病原体包裹,进而形成抗原抗体复合物,随着血液循环到达肾脏,随后沉积到肾小球不同部位,导致肾炎发生。

临床上常见的急性肾小球肾炎大多有上呼吸道感染的病史,多在咽痛或上感 1~3 周发病,潜伏期相当于致病抗原初次入侵、机体发生免疫反应、并产生免疫复合物所需的时间。患者发病时可表现为食欲减退、疲乏无力、恶心呕吐、头痛、发热等，随后可出现眼睑和下肢水肿，小便量减少，颜色深而浑浊，继而出现肉眼血尿（指肉眼看到血样或呈洗肉水样尿），但持续时间不长，数天后多转为镜下血尿（即尿外观变化不明显，经显微镜检查红细胞数在 40 个以下）。大多数患者尿常规检查提示有蛋白尿，一般病后 2~3 周尿蛋白可转为少量或微量，2~3 个月消失，如果出现持续性蛋白尿、血尿阳性，则提示可能转为慢性肾炎。

临床上常见的 IgA 肾病、肾病综合征、过敏性紫癜性肾炎、狼疮肾炎等病的发生发展也与上呼吸道感染有密切关系。因为肾病本身多由机体免疫功能紊乱引起，当合并有上呼吸道感染时可诱发和加重免疫功能紊乱，导致疾病易复发，缠绵难愈。因此，积极预防上呼吸道感染在肾炎的预防和治疗中具有重要的意义。

2. 皮肤感染要及时诊疗

皮肤感染主要有细菌和真菌感染性皮肤病，临床主要有脓疱疮、丹毒、皮疹伴感染、脓皮病、疖痈等。各种急、慢性感染后，病原体刺激机体产生一系列免疫反应，可引起肾脏疾病，常见的有急性肾小球肾炎、IgA 肾病、过敏性紫癜性肾炎等。皮肤感染后，临床潜伏 2~3 周（一般不会超过 4 周），可出现肾脏病的一些临床表现,主要包括以下几个方面:①血尿:肉眼血尿和镜下血尿均可出现,肉眼血尿约占40%;②蛋白尿:儿童患者尿蛋白量较少,多为非肾病范围的蛋白尿(尿蛋白 < 3.5g/24h),成年患者的尿蛋白量可较多,大部分尿蛋白于数周内转阴;③水肿:典型为颜面水肿及双下肢水肿,有时可出现全身水肿,多数患者水肿于2周左右可自行消退;④高血压:多数患者可出现轻到中度的高血压;⑤肾功能损害:可有血肌酐、血尿素氮轻度升高,水肿消退后,肾功能也可逐渐恢复正常。

当患者出现肾病时,也容易出现皮肤感染。由于大量免疫球蛋白、血清补体从尿中丢失,机体的体液免疫功能下降,而尿蛋白的丢失可以引起低蛋白血症,进而导致皮肤水肿,使皮肤肿胀变薄,张力增加,供血不足,对感染的局限及修复能力下降,容易出现破溃。肾病患者往往病程较长、病情迁延,易反复发作,加之长期使用激素及细胞毒类免疫抑制药物,导致细胞免疫功能低下,也容易加重皮肤感染。

一些系统性疾病在出现皮肤感染的同时,也可合并肾脏疾病,如系统性红斑狼疮、干燥综合征等。所以一旦出现皮肤感染性疾病,就要重视肾脏是否发生了病变,以便及时发现、治疗,而皮肤感染与肾脏病的关系往往没有受到患者甚至医生的重视,致使延误了诊治的最佳时机,造成不良后果,因此,肾病患者的皮肤感染需要得到及时诊治。

3. 合理饮水,不要憋尿

《本草纲目》指出"药补不如食补,食补不如水补,水是百药之王"。水是生命之源,人的新陈代谢是通过水为介质进行的,所以水如同空气、阳光一样,是生命存在的最基本要素之一。水具有调节人体温度,参与新陈代谢,补充体液,输送营养,维持体内酸碱平衡,保持细胞最佳状态的功能。水分在机体内是不断运动的,所以我们要保持它在机体内的动态平衡。正常成人每天的需水量大概为 2 500ml,以弥补呼吸、汗液、皮肤蒸发以及大小便丢失的水分,其中从食物中来源的水约为 700~900ml,体内代谢产生的水约为 300ml,所以在身体无明显出汗、饮食适量、湿度适宜的情况下,每天还需喝水 1 300~1 500ml,相当于 200ml 的一次性水杯6~8 杯。除了控制饮水量以外,合理饮水还有什么要点需要注意的呢?

首先,合理饮水要定时。不要只在口渴时才想起饮水,当身体特别想喝水时,表明身体的器官已经在一种极限的情况下运行了,因此,最好养成定时饮水的习惯。一般而言,最好清晨起来,喝一杯白开水,上午喝一杯,午饭前再喝一杯,下午三点左右喝一杯,睡觉前再来一杯。

其次,要多喝开水,不要喝生水。煮开并沸腾 3min

的开水,可以使水中的氯气及一些有害物质被蒸发掉,同时保留水中对人体必需的营养物质。如直接饮用生水,则水中的氯可能和水中的残留物质相互作用,增加膀胱癌、直肠癌的患病概率。

再者,要喝新鲜开水,不要喝放置时间过长的水。新鲜开水,不但无菌,还含有人体所需的十几种矿物质。但如果饮用放置时间过长或者自动热水器中隔夜重煮的水,不仅矿物质减少了,还可能会因某些有害物质如亚硝酸盐等造成机体的损伤。

最后,要多喝加盐的温热水,不要喝冰水。在夏季,不少人在大量出汗后,选择饮用冰水或冷饮,其实这是不科学的。大量饮用冰水或冷饮虽然会带来暂时的舒适感,但会导致毛孔宣泄不畅,机体散热困难,余热蓄积,极易引发中暑。正确的方法是,多喝一些加少许盐的温水,以补充丢失的盐和水。盐水进入机体后,会迅速渗入细胞,使不断出汗而缺水的机体及时得到水分的补充。

饮入的水,通过机体的各种代谢,最终以尿的形式从体内排出。因此,合理排尿也是机体水液代谢的一部分,对保持机体健康至关重要。在生活中很多人会因为这样或那样的原因而憋尿,如司机长时间开车,学生上自习或上课的时候,一些人玩游戏上瘾,或者天气冷在被窝里不想动等等,殊不知长时间憋尿对机体危害多多。

（1）容易引起尿路感染。一般尿道口周围有少许细菌,能够进入尿道甚至膀胱,排尿起着冲刷细菌的作用,同时尿道黏膜也有一定的抗菌作用。长时间憋尿,细菌在尿道膀胱中停留的时间延长,不能及时被冲刷出去,在尿道进行繁殖,易引起尿路感染,甚至可能向上逆行进入膀胱,引起膀胱炎,再逆行进入肾脏引起肾盂肾炎,严重的将发展为尿毒症。

（2）形成结石。尿液在膀胱中停留时间过长,容易析出晶体,长此以往,晶体集聚,易形成结石。结石阻塞尿路,排尿不畅,不利于尿路细菌的清除,造成持续的尿路感染,因此尿路感染与结石形成恶性循环。

（3）损害膀胱。正常情况下,膀胱中的尿液达到200ml,便会产生尿意,当尿液达到 500~600ml 的时候,使膀胱过度膨胀,膀胱一直处于过度牵伸状态,久而久之,膀胱控制排尿的肌肉变得松弛,不能控制排尿,引起尿频、尿失禁。长时间憋尿还会压迫膀胱内的神经,可能使神经元永久受损,引起膀胱的功能紊乱。

（4）产生前列腺炎。经常憋尿可能压迫前列腺,当膀胱的压力越来越高,尿道括约肌松弛,部分尿液进入尿道,尿道高压使部分尿液逆行进入前列腺,引起前列腺炎症或前列腺钙化,前列腺经常受到刺激,最终使前列腺肥大,引起排尿困难,甚至尿潴留。

（5）引起心、脑血管病。憋尿时交感神经兴奋,血压升高,心率加快,使原有高血压、冠心病患者的病情加重,发生危险。憋尿还可能引起排尿性晕厥,老年人由于长时间憋尿,压迫腹腔血管,当突然排空尿液后,腹腔血管血液增多,脑血容量减少,脑供血不足,易发生晕厥。

综上,合理饮水和排尿对保持机体健康非常重要。在日常生活中,一定要合理饮水,不憋尿、不胀尿。

4. 当心药物性肾损害

俗话说,是药三分毒。随着医学的发展,人们已逐渐认识到药物对肾脏的损害。药物所致肾损害,指肾脏对治疗剂量药物的不良反应,肾脏因药物过量产生的毒性反应及肾脏因药物的不合理应用出现的毒性反应。药物性肾损害是由包括中草药在内的不同药物所致、具有不同临床特征和不同病理类型的一组疾病。

常见的西药包括:氨基糖苷类抗生素(肾毒性依次为:新霉素 > 庆大霉素 > 妥布霉素 > 卡那霉素 > 阿米卡星 > 奈替米星),青霉素类抗生素(甲氧西林为代表),磺胺类药物,非甾体类消炎药(NSAIDs),造影剂,利尿剂,血管紧张素转换酶抑制剂(盐酸贝那普利、培多普利等),抗肿瘤药物(环磷酰胺,顺铂,亚硝基脲,链脲霉素,丝裂霉素 C,甲氨蝶呤),海洛因,环孢素 A。

目前已发现对肾脏有损害的中药主要有以下几种:含马兜铃酸的中药:关木通、广防己、青木香、天仙藤、马兜铃、寻骨风、朱砂莲;矿物类药物:朱砂(硫化汞)、雄黄(硫化砷)、砒石(氧化砷及硫化砷)、水银、密陀僧(铅粉)、硼砂(四硼酸钠);其他中药:苍耳子、苦楝皮、牵牛子、金樱根、土贝母、土荆芥、芦荟、巴豆、使君子、大枫子、雷公藤、蜈蚣、益母草、铁脚威灵仙等。

因此,我们平时能不用药则不用药,很多疾病可以通过改变饮食及生活方式得到很好的控制,诸如 2 型糖尿病。当必须使用药物的时候要在医师指导下使用,以避免用药带来的肾损害。

5. 当心晒太阳面颊红斑

育龄期妇女在晒太阳后出现面部红斑当注意排查系统性红斑狼疮。系统性红斑狼疮(SLE)是一种表现有多系统损害的慢性系统性自身免疫病,以育龄期女性多见。其诊断标准包括:①颧部红斑;②盘状红斑;③光敏感;④口腔溃疡;⑤关节炎;⑥浆膜炎;⑦肾脏病变;⑧神经系统异常;⑨血液学异常;⑩免疫学异常;⑪抗核抗体免疫荧光示抗核抗体阳性,或相当于该法的其他试验滴度异常,排除药物性狼疮。上述 11 项指标具备其中 4 项或 4 项以上即可诊断。80% 的 SLE病例可出现皮肤损害,以皮疹为最常见,皮疹表现多种多样,最常见于皮肤暴露部位。面部蝶形红斑或盘状红斑,病变局限在两面颊和鼻梁处,呈轻度的水肿性红斑,可有毛细血管扩张和鳞屑,中毒渗出炎症时可有水疱和痂皮。40%~80%的狼疮患者并发有肾病的临床表现,而肾活体组织检查一般发现肾脏病变者可达90%,进一步做免疫荧光及电镜检查发现有不同程度肾脏病变者近100%。其确诊需要行肾脏穿刺活检,其治疗方案的确定需肾病专科医生根据病理结果制定。平素狼疮患者当注意如下事项:

（1）一定要定期复诊及复查,不能随意增、减、停用激素和环磷酰胺药物。

（2）保护皮肤,避免阳光照射。

（3）保持皮肤清洁,干燥。

（4）避免阳光直接照射,夏日出门应撑伞。

（5）每天检查皮肤,以便发现新的病灶。

（6）平时不可于皮肤局部病灶任意用药,洗澡水也不可过热,洗澡时避免使用肥皂,以减少对皮肤的刺激。

（7）尽量不要使用化妆品。

饮食上:

（1）忌食用具有感光敏感的食物:如无花果、紫云英、油菜、黄泥螺以及芹菜等,如食用后应避免阳光照射;蘑菇、香菇等蕈类和某些食物染料及烟草也会有诱发系统性红斑狼疮的潜在作用,也尽量不要食用或少食用。

（2）忌吃海鲜,俗称发物。

（3）忌食羊肉、狗肉、鹿肉、桂圆、荔枝等性温热的食物。

此外，还应保持心情舒畅，生活规律，适当锻炼，增强体质。

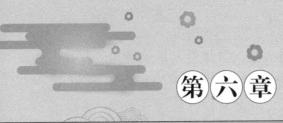

第六章

正确认识肾病

1. 肾病是"隐形"杀手

流行病学调查显示,肾病在普通人群的发病率为10%,这就意味着每 10 个人中有 1 个人患肾病,而更可怕的是患者知晓率仅为 10%,也就是说,10 位患者中只有 1 人知道自己得病,而大多数患者由于种种原因,根本不知道自己患上肾病。由此可见,肾病已经成为影响人类健康最可怕的"隐形杀手"之一。

肾病主要包括原发性和继发性两大类,前者是由各种病因引起的双侧肾脏弥漫性或局灶性肾小球病变,其发病机制与神经、内分泌、免疫调控失常引起免疫系统功能异常有关;后者以糖尿病、高血压、过敏性紫癜、系统性红斑狼疮、乙型肝炎等疾病引起的肾损害居多。若得不到及时有效的治疗,都会发展为肾衰竭。

人体的一个肾脏具有 100 万个肾单位,两个肾脏加起来,就有 200 万个肾单位,拥有强大的代偿能力,就算 50% 的肾单位损坏了,剩下的 50% 也足够担负起全部的肾脏生理功能。当肾炎未累及绝大多数肾小球时是不会出现症状的,尿中排出的蛋白不多,未造成血浆低蛋白,也不出现水肿。除了水肿外,肾病的其他症状没有特殊性,例如腰痛、疲乏等症状,通常不会引起人们的警觉。而随着肾病的发展,会伴随各系统的症状,如肾小球硬化、过滤障碍、内分泌失调等引发高血压;促红细胞生成素减少,引起贫血;肾排毒功能下降,氨等毒素积聚体内,刺激消化道引起恶心、呕吐、腹泻等消化道症状。而此类症状多没有特异性,故易被忽视。慢性肾脏病的高危人群主要是高血压、糖尿病患者,肥胖、高血脂、高尿酸、痛风、尿路结石、前列腺增生、长期大量饮酒吸烟、65 岁以上老年人,或长期服用肾毒性药物者以及有慢性肾脏病家族史者。我国4 000 万糖尿病患者中,糖尿病肾病发病率约占 40%,有 10 年以上糖尿病病史,且血糖未得到满意控制的患者是高发人群。

高血压肾病患者,年龄多在 40~50 岁以上,高血压病史多在 5~10 年以上,产生高血压肾损害的主要原因是血压没有得到有效控制。伴随高血压肾病的存在,高血压的症状将更难以得到缓解,进入到肾病和高血压相互影响的恶性循环状态。随着痛风病人的增多,痛风性肾病的发生率也在进一步提高,这主要是由于高尿酸血症、尿酸结晶导致的肾小管或肾小球实质性改变所致。早期或中期肾病症状往往不明显,容易被病人忽视,一旦出现血清尿素氮、肌酐明显增高,尿液中出现大量蛋白时,往往表明肾脏损害已经到了中晚期。高血脂对肾脏的损害主要与三方面因素有关,一是胆固醇、高血脂在肾脏中沉积下来,会加速肾脏的损害;二是高血脂容易引发全身动脉粥样硬化,包括肾动脉,影响肾脏的供血;三是高血脂患者血栓发生的概率增高,发生在肾脏,则可导致肾动脉栓塞,严重的还可以发生急性肾衰竭。肾功能损害是一个慢性动态的发展过程,继发病因如果得到及时有效的控制,是可以减轻肾脏损害的程度和延缓肾功能恶化进展的。换言之,规范性病因治疗能有效防范慢性肾衰竭,乃至尿毒症的发生。

　　肾脏疾病最好做到早发现,早治疗。最基本的检查包括尿液检查、双肾超声检查、血液生化中肾功能相关指标的情况等。高危人群当每 3~6 个月做一次尿常规。虽然慢性肾病症状隐匿,难以发现,但若细心观察,还是可以找到一些预警信号的。如尿液中出现大量泡沫以及尿中见血色或夜尿增多,表明尿中可能出现尿蛋白、红细胞。若发现有晨起眼睑浮肿,或尿中泡沫多,或尿色呈红棕色,或血压升高,应及时去医院做尿液检查。如尿检异常时,建议系统就医诊查治疗,一旦病人感觉有严重的疲劳、贫血等非常明显的症状时,病情可能已经过了早期阶段了,这样将为后期治疗带来更大的困难。

2. 肾病可防可控可治

肾脏是人体内重要的脏器,具有排泄代谢产物,维持水电解质平衡的作用。随着年龄增长,肾功能会逐渐衰退。如果患了肾病未能及时积极治疗,就可能发展为肾衰竭,从而危及生命。临床上,经常会有患者疑问如"为什么我会得肾病""肾病可以治吗"。其实,肾脏疾病是可防可控可治的,关键在于做到以下三点:

(1)定期检查:肾脏病通常不是突然发生的,因此定期进行健康检查可以早期发现肾脏疾病。出现以下症状可能是早期肾病的信号,应及时就诊:小便泡沫多,有可能是由尿液排泄的蛋白质过多引起,称之为蛋白尿;小便呈浓茶色、洗肉水样或浑浊如淘米水,可能是尿液中有红细胞或白细胞;正常人在 60 岁以内一般不应该有夜尿,如果年轻人夜尿频繁很可能是肾功能不良的早期表现;早晨起床后眼皮或脸部水肿;无明确原因的腰酸背痛等。

(2)改善生活方式:通过改变生活方式可以预防肾病的发生。具体措施包括坚持低盐、清淡饮食;不暴饮暴食增加肾脏负担;适当多饮水,不憋尿;坚持体育锻炼,控制体重;戒烟,避免酗酒;避免滥用药物。

(3)及时治疗:肾病并非不治之症,尤其是早期的肾病,通过积极防治,可以使病情很好地得到控制。如果肾小球滤过率下降的速度每年控制在 4ml/min 以内，一般可获得满意的生活质量。但许多患者发现肾功能下降后就特别恐慌，有的人病急乱投医，结果导致肾功能出现不可挽回的进行性损害。其实，即使得了肾病，经过恰当的治疗，肾功能恶化也是可以避免的，有些患者的肾功能甚至可以逆转。避免感冒，喉部、扁桃体等有炎症时，要及时彻底治疗。

肾病通常是一辈子的疾病，患者要学会与疾病共存，要避免高血糖、高血压、感染、高蛋白饮食、乱用药等危险因素。

3. 肾功能老少有别

中医认为，肾为先天之本，主藏精，肾藏精功能好坏关系到人的生长壮老已。《黄帝内经》曰："女子七岁，肾气盛，齿更发长；二七而天癸至，任脉通，太冲脉盛，月事以时下，故有子……五七，阳明脉衰，面始焦，发始堕；六七，三阳脉衰于上，面皆焦，发始白；七七，任脉虚，太冲脉衰少，天癸竭，地道不通，故形坏而无子也。丈夫八岁，肾气实……五八，肾气衰，发堕齿槁；六八，阳气衰竭于上，面焦，发鬓颁白；七八，肝气衰，筋不能动，天癸竭，精少，肾脏衰，形体皆极；八八，则齿发去。"以女子七、男子八为年龄基数来描绘人体生长发育衰老的过程，是中医对衰老较有代表性的看法。多数学者已接受人体肾脏功能减退是导致衰老的根本原因这一观点，一旦机体肾精亏虚，就标志着衰老将来临。

西医学研究证明，人类在 40 岁以后肾脏的各种功能渐进性下降，自 50~60 岁日趋明显，老年人肾功能亦随着年龄增加而逐渐下降，特征为肾脏体积逐年缩小，每十年约减轻 10%，至 80 岁时约下降 20%，肾小球滤过率每十年下降 8~10ml/min，至 80 岁时约下降 40%。除了肾小球的滤过功能，肾小管的重吸收和髓袢的浓缩稀释功能也逐年下降。前文提到过老年人夜尿增多正是缘于此。

由此可见，中西医学对肾的认识殊途同归，随着年龄的增加，肾脏的解剖结构和生理代谢方面都发生了不同程度的变化，进而导致肾脏的功能性改变。因此，在评估肾功能时应当引入年龄作为参考依据，以更准确地评价肾功能情况。

4. 中医药治疗肾病需要辨证论治

中医治疗肾病有专病专方，也有专病专药，但这些都不是主要的，大多时候这些专方专药仅仅只是作为中医治疗肾病的一种辅助用药而已，真正能体现中医特色、具有较好疗效的治疗方式是中医的辨证论治。

许多找中医看过病的患者都有体会，西医诊断为不同的疾病，中医有可能会给你开同样的一些药，而西医诊断为同一个疾病的,中医又可能会给你开不同的药。这究竟是怎么一回事呢?这样用药科学吗?回答这个问题前,首先让我们看看中医与西医都是怎么治疗疾病的。西医治疗一个病,必须先明确该病的诊断,一旦明确诊断后,其治疗方案基本是固定的,该用什么药就用什么药,完全是标准的、规范化的行为。但中医则不同,就算西医已经明确了诊断,光凭这个诊断却无法决定其中医治疗方案,因为中医的整体观与临床思维决定了中医治疗疾病必须通过辨证论治来实现。辨证论治是中医独特的临床思维方法,简单地说,就是医生通过表面的现象(即外在症状和体征)测知身体内部的变化,求得疾病的本质,然后根据这一结果制定出相应的治疗方法,在此基础上选方用药。从上述分析我们可以认识到,中医的"证"与"病"的概念大不相同。中医的"证"即证候,概括了疾病过程中病理生理的连续演变性和相对阶段性的动态变化。换句话说,"证"概括了人体患病某一时空或某一阶段的各种证候、病因病性、邪正消长关系。而"病"指的是疾病,是病名,即邪气作用于人体,正气与邪气斗争而产生的阴阳失衡、脏腑功能紊乱的整体过程。证是不断变化的,同一个疾病下可以出现不同的证,而同一个证型也可以出现在不同的疾病,所以中医有"同病异治""异病同治"的治则。中医强调"观其脉证,知犯何逆,随证治之",每个人所处的时空、社会、心理环境不同,所产生的证不同,治疗上应当根据当下患者临床表现的变化而制订出具体的治疗方案。因此,中医药治疗肾病重在辨证论治,而不是根据"病"来开药,相同的一种病,当临床表现的症状不同时,其中医治疗方案可完全不同。如:同样是 IgA 肾病,哪怕病理类型相同,临床都有镜下血尿与蛋白尿,但患者甲临床主要表现为困重乏力,口苦口干,尿黄短赤,胃口不好,大便黏滞不畅,舌苔黄腻,脉滑数;而患者乙临床主要表现为疲劳,腰酸,夜尿清长,大便溏,舌淡有齿印,苔白,脉细弱。这两名患者西医的治疗方案可能完全相同,但中医的治疗方案却大不相同,因为患者甲所表现中医证候符合中医的"湿热证",所以应该以清热利湿为治疗方法,给予清热利湿的中药;而患者乙所表现的中医证候却是中医"脾肾亏虚证"的见症,所以治疗应以健脾益肾为基本治疗方法,选用一些健脾益气、补肾固摄的中药。从前面所举的例子看,患者甲与患者乙各自的中医治疗方法一清一补,两者性质完全不一样,如果片面根据肾穿刺病理结果或西医病名而不辨证地应用中医中药,其效果肯定不如辨证论治后所使用的中医中药。

辨证论治,这种透过现象看本质的原理,更有利于从整体把握人体当时病理生理状态,同时也使治疗更加个性化,符合现代医学个体化治疗的原则。由此可见,中医肾病的诊治必须通过辨证论治才能提高疗效。